「知らなかった」はもう許されない

個人情報保護法

○と×

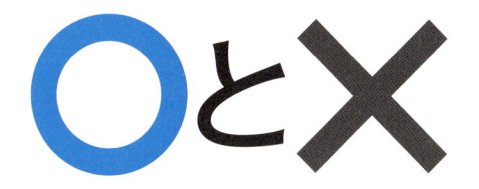

法改正で
居宅介護支援事業所や
訪問看護ステーションも
規制対象に！

監修◉**外岡 潤**（介護・福祉系法律事務所 おかげさま 弁護士）

JN250895

MC メディカ出版

はじめに

個人情報保護。

この言葉を聞いた医療・介護現場の皆様からは、

「うわー、苦手！」
「そこまで手が回らない」
「業務の足を引っ張るだけ。本当に必要なの？」

……そんな声が聞こえてきそうです。

お気持ちはよく分かります。介護では特に、ご利用者が認知症である一方で、生活を丸ごとサポートするその性質上、あらゆる情報を多数の機関と共有しながら臨機応変、迅速にサービスを提供していかなければなりません。

その一方で個人情報にまつわる規定は非常に量が多く複雑で、完璧を求めればキリがないという現状……拒絶反応を示す人も多いのではないでしょうか。

ですが、かといって全く何もしないでいると、ご利用者が危険にさらされ、不利益が生じることになります。当然、法的責任も問われます。

「開設以来数十年、何も起きなかったので油断していたら大規模な情報漏えいが起きてしまった……」

個人情報保護は、そこが落とし穴なのです。「普段は不要に思えるけれど、万が一に備えた対策を地道に講じることができるか」が問われているのです。その意味では災害対策と本質は同じといえるでしょう。

　平成 29 年、改正個人情報保護法が施行され、すべての個人情報取扱事業者が、同法の対象となりました。もう「うちは一人ケアマネだから関係ない」と言っていられなくなったのです。

　では、何をすればよいのか。

　まずはこの法律の求めるところを知り、現場でしてはいけないこと、やるべきことを明確にすることです。

　本書は、主に高齢者を対象とする医療機関と介護事業所の現場職員の方向けに、「これからの時代、最低限知っておかなければならないこと」をお伝えします。できるだけシンプルにまとめましたので、豊富なイラストと共に楽しんでお読み頂ければと思います。

　大丈夫、個人情報保護は決して難しくありません。気軽に、一緒に学んでいきましょう！

2017 年 8 月

外岡　潤

目　次

法：個人情報の保護に関する法律（平成15年法律第57号）

政令：個人情報の保護に関する法律施行令（平成15年政令第507号）

規則：個人情報の保護に関する法律施行規則（平成28年10月5日個人情報保護委員会規則第3号）

厚労省のガイダンス：医療・介護関係事業者における個人情報の適切な取扱いのためのガイダンス（平成29年4月14日　個人情報保護委員会厚生労働省）

本書は、改正個人情報保護法の概要および実務上重要と思われる対処法の一部を解説したものであり、事業者の負う義務や想定される状況のすべてを網羅するものではありません。

万一、本書の記載に従い行動した結果として不測の事故等が生じた場合であっても、出版社および監修者はその責を一切負いかねますので、ご了承ください。

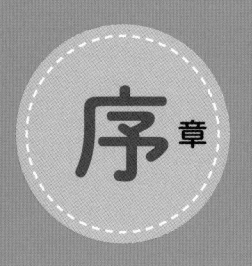

序章

どうする？
個人情報保護法

なぜ個人情報を「保護」しなければならないのか？

　個人情報とは、平たくいえば「生きている人に関する情報で、その人を特定できるもの」をいいます。

　氏名、住所、電話番号……あらゆる情報が広く個人情報に当たります（p14参照）。個人情報保護法（以下「法」といいます）は、第1条に「個人の権利利益を保護することを目的とする」と掲げています。

　もし自分の住所や電話番号が知らないうちに他人に知られてしまったら、悪用されたり、成りすましの被害に遭うかもしれません。高齢の利用者であれば特に深刻です。

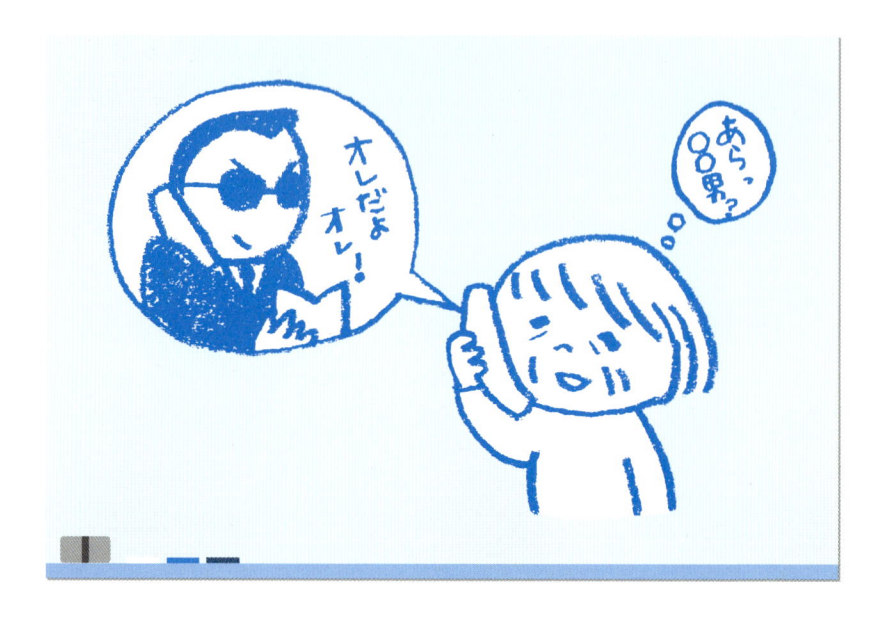

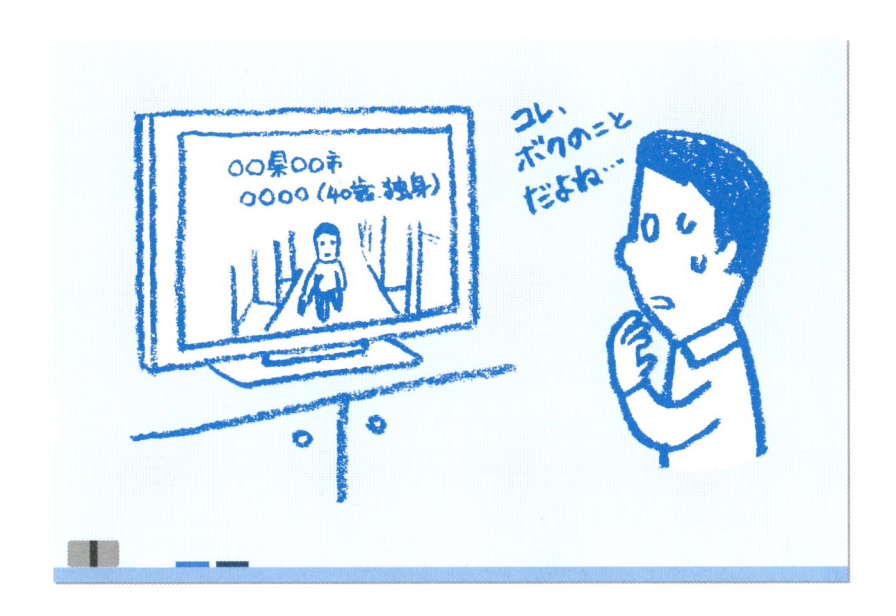

　また、自分の生年月日や家族構成などを勝手に世間に暴露されたら、当然嫌な気持ちになるでしょう。個人のプライバシーは、プライバシー権として守られなければなりません（その人の在り方を尊重するための権利として、「人格権」という言葉もあります）。

　利用者、患者（「ご利用者等」といいます）の介護看護計画書や日々の日誌など、大量の個人情報を日常的に扱う事業所はすべて、個人情報保護に慎重に取り組むことが求められているのです。

2 個人情報保護法が求めていること

事業所には様々な義務が課せられますが、まずポイントを押さえましょう。

1. 利用目的の特定・公表
2. 個人情報の適正な管理・利用・第三者提供
3. 本人の権利への対応
4. 苦情の処理
5. 匿名加工情報の取り扱い

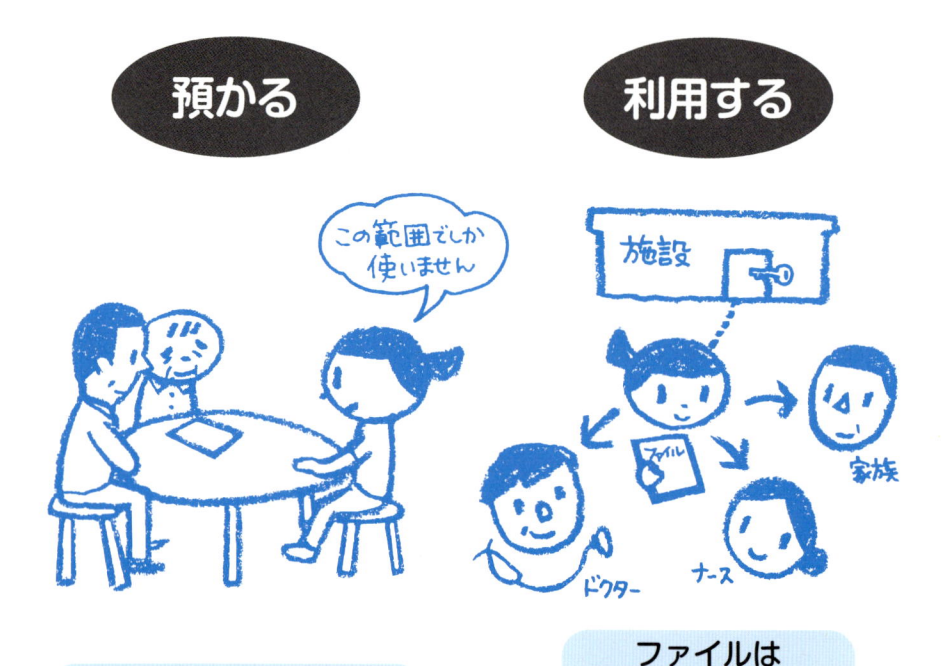

預かる

利用する

この範囲でしか使いません

施設

家族

ファイル

ドクター

ナース

利用目的の特定・公表

ファイルは鍵をかけて管理!

　全体的な流れとしては、利用者などの大切な個人情報を①預かり、②サービス提供のために利用し、③ご本人から請求があれば開示し、④不要になったら確実に破棄する　というイメージです。

　このページのイラストを頭に入れて、次ページから専門的な言葉の定義と意味を確認していきましょう。

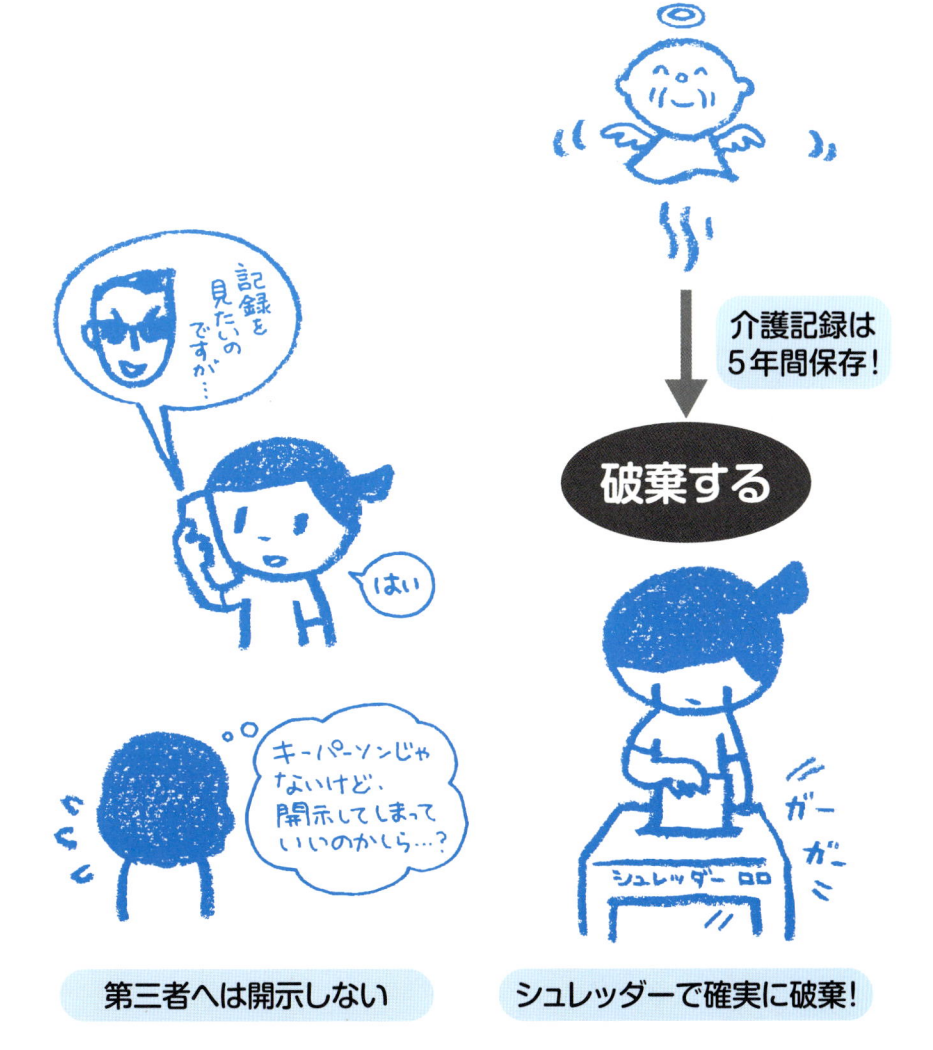

1章

知っていますか？「個人情報の基本」○と×

1 患者・利用者の「個人情報」とは

① 個人情報とは？

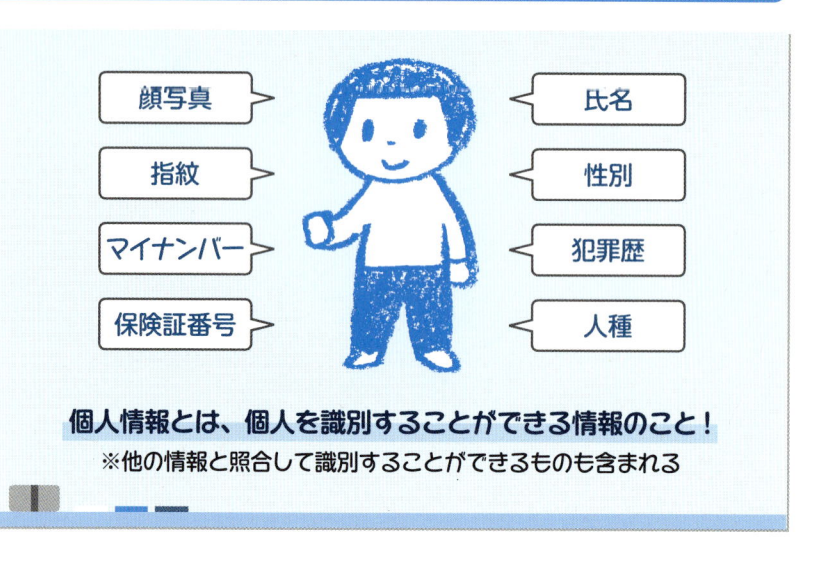

顔写真	氏名
指紋	性別
マイナンバー	犯罪歴
保険証番号	人種

個人情報とは、個人を識別することができる情報のこと！
※他の情報と照合して識別することができるものも含まれる

　生存する個人に関する情報のうち、氏名、性別、生年月日、顔画像など特定の個人を識別することができるもの、また他の情報と容易に照合することで特定の個人を識別することができる情報、個人識別符号（p16参照）のことを指します。

　刊行物などによって公にされている情報、映像、音声による情報も含まれており、暗号化などによって秘匿化されているか否かは問われません。

ワンポイント
要配慮個人情報とは、病歴など、特に扱いに配慮を要する個人情報（p16参照）のこと。平成29年6月施行の法改正により追加されました。

② 介護・訪問看護では？

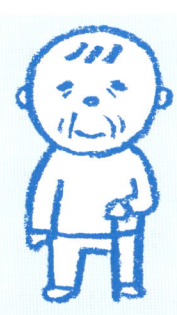

訪問看護
- 訪問看護計画書
- 訪問看護報告書
- 診療録
- 処方箋

介護関係
- 居宅サービス計画書（ケアプラン）
- 訪問介護計画書
- サービス提供の記録

訪問看護、介護ではこれらのものも個人情報となるので注意が必要！

　介護・訪問看護ではケアプラン、介護サービスにかかる計画書、訪問看護記録、医師の指示書、処方箋などが個人情報となります。診療録などに整理されていない段階のメモなども個人情報に該当します。

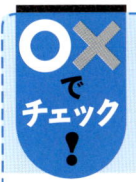

Q **亡くなった患者・利用者の情報は個人情報ではないので、保護しなくてよい**

A ✕

　個人情報は生存する個人に関する情報なので、確かに個人情報には当てはまりません。しかし、亡くなった患者・利用者の情報を保存している場合には、生存する場合と同等の安全管理措置を講じることが求められます（厚労省のガイダンスより）。

　また、その患者・利用者の情報が、生存する遺族にとっても個人情報となる場合は、個人情報に該当します。

（例）「A さん　●歳　資産○億円」という情報は、

　　　A さんの死後は A さんにとっては個人情報ではないが、生存する遺族にとっては遺産相続などに関する個人情報となる。

2

患者・利用者の「個人識別符号」と「要配慮個人情報」とは

① 個人識別符号とは？

　その情報単体から特定の個人を識別することができるもののことです。細胞から採取されたDNA（デオキシリボ核酸）の塩基配列、マイナンバー、健康保険被保険者証や健康保険高齢受給者証の記号、番号および保険者番号などが該当します。

② 要配慮個人情報とは？

　不当な差別や偏見その他の不利益が生じないように、取得や扱いに特に配慮を要する個人情報のことです。

　本人の人種、信条、社会的身分、病歴、犯罪の経歴、犯罪により害を被った事実、心身機能の障害など政令で定める記述などが含まれる個人情報をいいます（法第2条第3項、令第2条及び規則第5条）。

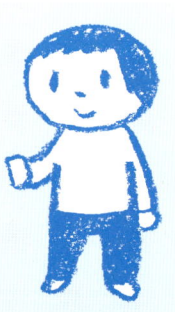

個人識別符号	要配慮個人情報
• DNA	• 人種
• 指紋	• 信条
• マイナンバー	• 犯罪歴
• 健康保険被保険者証の番号	• 病歴
…など	• 心身機能の障害 …など

個人識別符号は、その情報単体から特定の個人を識別することができる情報。
要配慮個人情報は、不当な差別や偏見などの不利益が生じないように、特に配慮を要する情報

❸ 介護・訪問看護では？

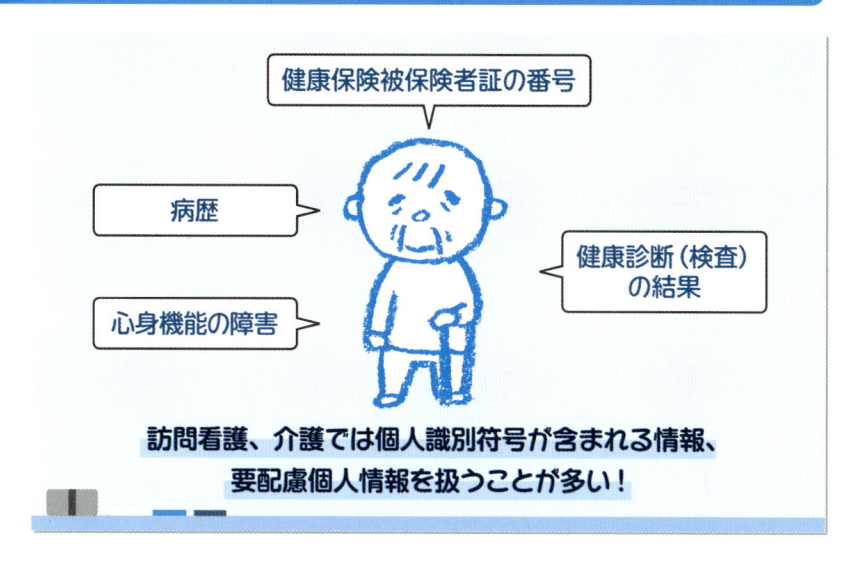

介護・訪問看護では、健康保険被保険者証など個人識別符号が含まれる情報や病歴など要配慮個人情報を扱うことが多いので、注意が必要です。

　介護・訪問看護で扱うことの多い要配慮個人情報としては、診療録などの診療記録や介護関係記録に記載された病歴、診療や調剤の過程で、患者の身体状況、病状、治療について知り得た情報、健康診断の結果及び保健指導の内容、障害などがあげられます。一方、学歴や職業は該当しません。

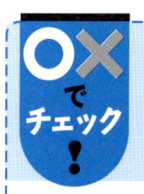

Q 離婚歴は要配慮個人情報である

A ✕

　離婚歴は個人情報ですが、要配慮個人情報ではありません。要配慮個人情報は政令で定められている記述が含まれている個人情報のことをいいます。

3 個人情報を整理すると「個人情報データベース等」になる

① 個人情報データベース等とは？

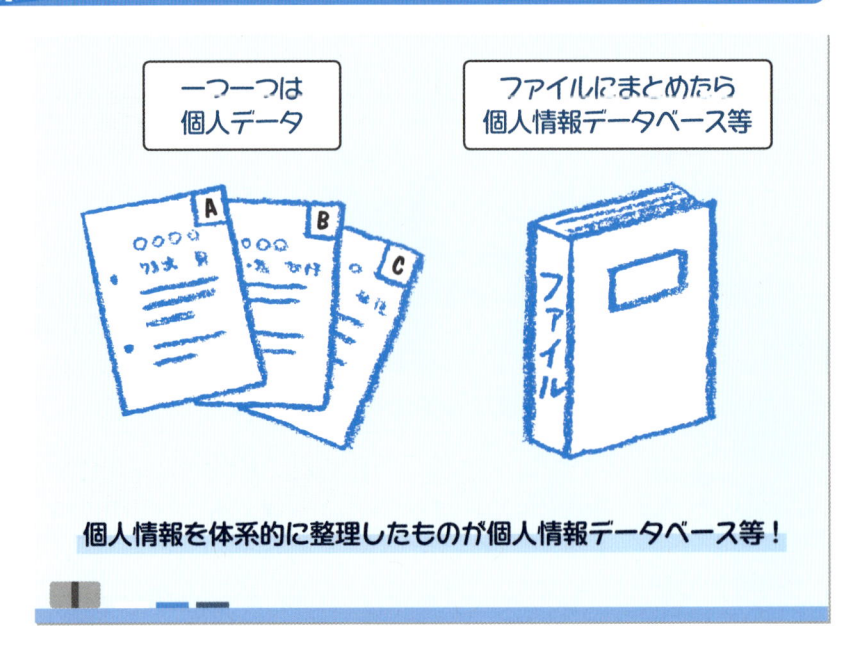

一つ一つは
個人データ

ファイルにまとめたら
個人情報データベース等

ファイル

個人情報を体系的に整理したものが個人情報データベース等！

　個人情報を検索しやすく体系的（五十音順、アルファベット順、住んでいる地域別など）に整理したものです。コンピュータを使う以外にも、（個人情報の載っている）紙のファイリングなどもあてはまります。なお、個人情報データベース等を構成する個人情報のことを個人データといいます。

② 介護・訪問看護では？

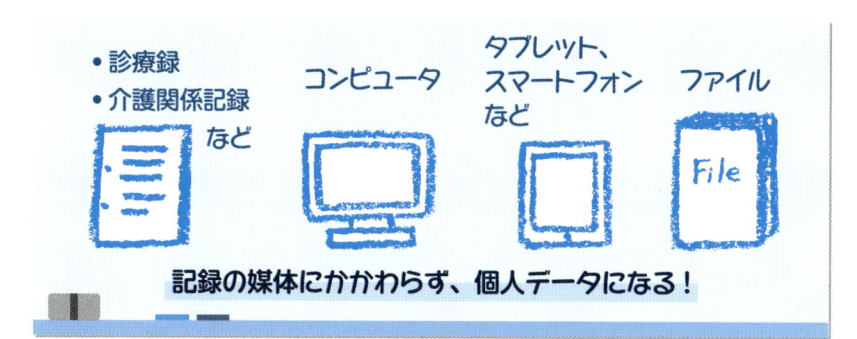

- 診療録
- 介護関係記録　など

コンピュータ

タブレット、スマートフォンなど

ファイル

File

記録の媒体にかかわらず、個人データになる！

　診療録などの診療記録や介護関係記録は、媒体（コンピュータ、紙での記録など）にかかわらず個人データに該当します。

　また、検査などの目的で、患者から血液などの検体を採取した場合、それらは個人情報に該当します。これらの検査結果については、診療録などと同様に検索可能な状態として保存されるため、個人データに該当します。

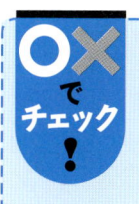

○×でチェック！

Q サービス提供終了した患者・利用者の介護サービスの提供に関する記録や看護記録を保管のために適当に段ボールにいれている場合、これらは体系的に整理されていないので、個人データには当たらない

A ○（ただし実務のあり方として NG！）

　体系的に整理された個人情報を「個人データ」と呼ぶので、確かに定義上は個人データとは呼べないことになります。

　しかし、そもそも医療機関・介護事業所において保存すべき文書は、必要な場合に利用できるように適切に整理しておく必要があります。そのため、日々の記録や看護記録は段ボールに詰め込むのではなく、適切に整理して保管するようにし、そのようにしたうえで、個人データとして取り扱う必要があります。

個人情報が漏えいするパターン ワースト5

　個人情報保護を考える際に、なぜ情報が漏えいするのかを知っておきましょう。最悪の事故を防ぐためにも、どういう形で利用者の情報が漏れるのかについて、深刻と思われる順に示します。

第1位　利用者の情報が入ったUSBを紛失する

　紙と違い、小さなスティックの中にデータが大量に入っているので、その分怖いのです。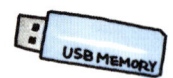

第2位　紙媒体を紛失、あるいは部外者に盗まれる

　利用者ごとにまとめたファイルを持ち出し、どこかに置き忘れる、車上荒らしに遭いバッグごと盗まれる、などです。

第3位　職員が事業所から独立するときに、利用者リストやファイルを持ち出す

　ミスではなく人為的に漏えいするパターンですが、訪問系の事業所が防がなければならない最大のトラブルです。

第4位　職員同士の私語、噂話などが外部に漏れる

　立ち話や居酒屋、喫茶店でのおしゃべりなどが危険です。

第5位　FAXの誤送信

　別の事業所に間違って送信してしまうなど、日常業務の中で起こるケースです。

　その他にも、パソコンがウィルスに感染し、データを抜かれるなどがあります。

2章

知らないでは済まされない「事業者が守るべきルール」〇と✕

1

事業者はほぼすべて、個人情報取扱事業者となる

① 個人情報取扱事業者とは？

　個人情報データベース等を事業に用いる事業者のことです（ただし、国の機関、地方公共団体、独立行政法人など、地方独立行政法人は除きます）。営利・非営利、個人情報データベース等を構成する個人データの量（数）は問いません。また個人事業者も法人と同様に取扱事業者となり、個人情報を適切に扱う義務が生じます。

② 介護・訪問看護では？

　その規模にかかわらず患者・利用者名簿、診療録などのほかにスタッフ名簿など個人情報データベース等を事業に用いていると考えられますので、ほぼすべての事業者が個人情報取扱事業者となります。

　また、介護・訪問看護では患者・利用者について他人が容易には知り得ないような個人情報を詳細に知る立場にあるため、適切な取り扱いが求められます。

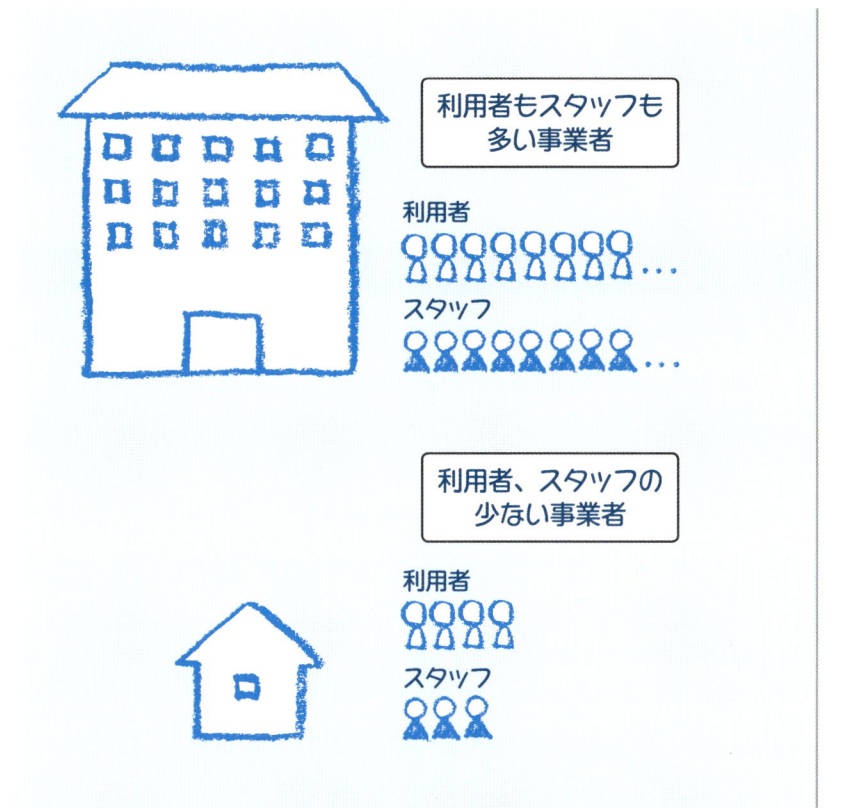

どちらも個人情報取扱事業者！

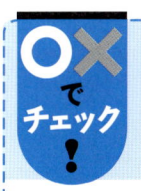

Q 取り扱う個人情報が少ない小規模の介護・訪問看護事業者は、個人情報保護法の対象外である

A ×

　取り扱う情報の量（数）を問わず、個人情報を扱う事業者は個人情報取扱事業者となり、個人情報保護法の対象となります。

2 個人情報は、何に利用するのかを明確に！

① 個人情報の利用目的を特定する

個人情報を取り扱うにあたっては、何のために利用するのか、その目的を具体的に特定する必要があります。また、個人情報を第三者に提供することを想定している場合は、その旨が明確にわかるようにしておきます（p40 参照）。

利用目的の変更は、変更前との関連性があると合理的に認められる範囲にとどめ、本人への通知、または公表が必要です。また、本人の同意なしに利用目的の範囲を超えて扱ってもいけません。

② 介護・訪問看護では？

介護・訪問看護事業の場合、個人情報の利用目的は「医療・介護サービスの提供、それに伴うサービス担当者会議、他事業所との連絡調整」などになり、患者・利用者にとって明らかとなっています。これら利用目的については患者・利用者に通知する必要があります（p30 参照）。

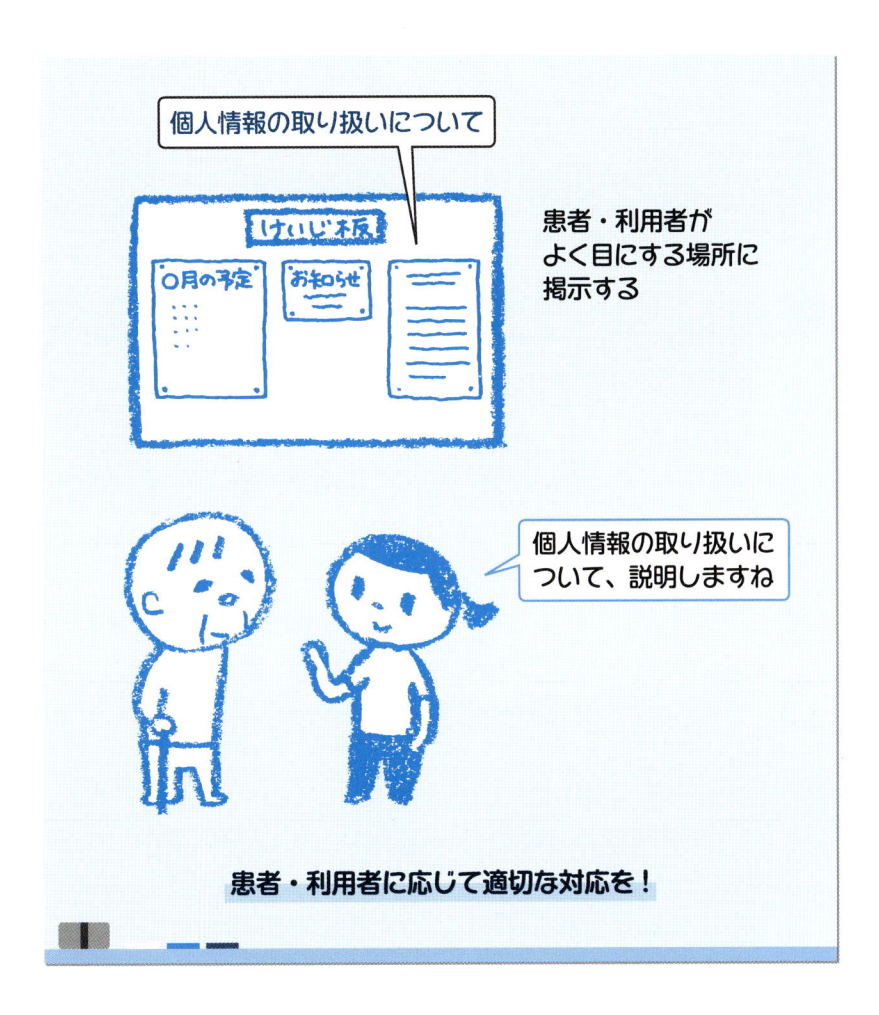

個人情報の取り扱いについて

患者・利用者が
よく目にする場所に
掲示する

個人情報の取り扱いに
ついて、説明しますね

患者・利用者に応じて適切な対応を！

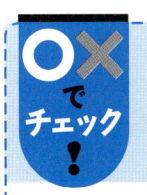

○×で
チェック！

Q サービス計画表、実務記録などの書類ごとに、利用目的を特定して公表・通知する必要がある

A ×

　サービスごとに患者・利用者に目的を通知する必要はありますが、その中での書類の種類ごとに分けて行う必要はありません。

個人情報の適正な取得、正確性の確保に努めよう！

① 情報の適正な取得、データの正確性の確保とは？

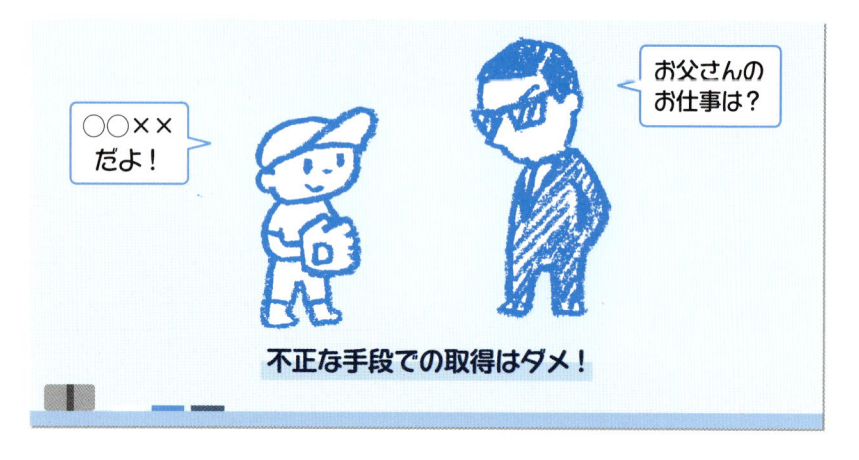

個人情報を、偽りなどの不正な手段で取得してはいけません。また、要配慮個人情報の取得には、あらかじめ本人の同意が必要です。

また、個人情報（個人データ）は利用目的の範囲内において、正確かつ最新の内容に保つように努めますが、個人データを一律にまたは常に最新化する必要はありません。なお個人情報は利用する必要がなくなったときは、法令上保管が必要な場合を除き、遅滞なく消去するよう努めるようにしましょう。

② 介護・訪問看護では？

診療やサービスの提供のために必要な過去の受診歴などについては、必要な範囲について本人から直接取得するほか、第三者提供について本人の同意を得た者から取得することが原則です。ただし、本人以外の家

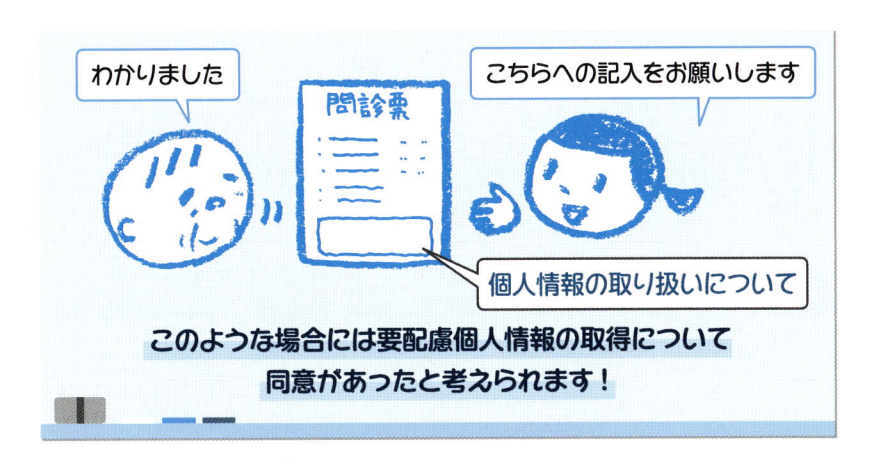

族などから取得することが、診療やサービスの提供にやむを得ない場合は、この限りではありません。

　また、要配慮個人情報の取得は、患者・利用者が問診票に患者自身の身体状況や病状などを記載して受診などを申し出る場合は、要配慮個人情報を含めた個人情報を医療機関などに取得されることを前提としていると考えられるので、要配慮個人情報の取得について同意があったものと解釈されます。患者・利用者が急病または意識不明などで同意がとれない場合は、付添いの家族から病歴などの要配慮個人情報を取得することができます。

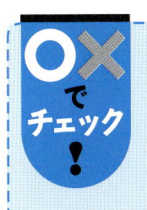

Q 患者・利用者の家族は身内である以上「第三者」には当たらず、家族の同意さえあれば個人情報を取得して構わない

A ✕

　厚労省のガイダンスでは柔軟な運用をしていますが、実の親子であっても成人した者同士であれば「他人」とみなすのが法律の世界です。そして、個人情報を取得・開示できるのはあくまで患者・利用者「本人が個人情報を知られてもよい」とした人だけに限定されます。患者・利用者の家族であっても、本人への配慮を忘れないようにしましょう。

4 個人情報の取り扱いは 本人の同意を得て行う

① 本人の同意はどうやって得る？

　個人情報（個人データ）の取得や第三者への提供などの取り扱いには、あらかじめ本人の同意を得る必要があります。ただし、第二者への提供については、表に示す場合には本人の同意は不要です。

　なお、患者・利用者が認知症であるなど判断能力を有していない場合は、法定代理人などから同意を得る必要があります。

表　個人データの第三者提供で本人の同意が不要な場合

- (1) 法令に基づいて個人データを提供する場合（法第 23 条第 1 項第 1 号関係）
  - 例：労働安全衛生法に基づく従業員の健康診断結果の取得
- (2) 人（法人を含む。）の生命、身体又は財産といった具体的な権利利益が侵害されるおそれがあり、これを保護するために個人データの提供が必要であり、かつ、本人の同意を得ることが困難である場合（法第 23 条第 1 項第 2 号関係）
  - 例：急病・急変が生じたときに、本人の病歴等を医師や看護師が家族から聴取する場合
- (3) 公衆衛生の向上又は心身の発展途上にある児童の健全な育成のために特に必要な場合であり、かつ、本人の同意を得ることが困難である場合（法第 23 条第 1 項第 3 号関係）
  - 例：健康保険組合が実施する健康診断の結果判明した病名等につき、疫学調査目的で取得する場合
- (4) 国の機関等が法令の定める事務を実施する上で、民間企業等の協力を得る必要がある場合であって、協力する民間企業等が当該国の機関等に個人データを提供することについて、本人の同意を得ることが当該事務の遂行に支障を及ぼすおそれがある場合（法第 23 条第 1 項第 4 号関係）

（文献 1　p.45 より引用改変）

② 介護・訪問看護では？

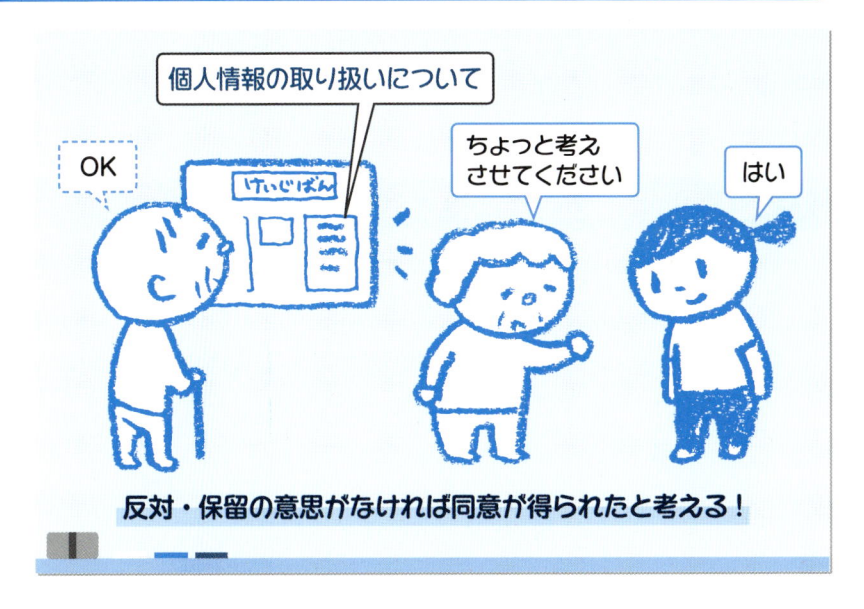

患者・利用者に適切なサービスを提供する目的のために、通常必要と考えられる個人情報の利用範囲を公表・通知し、患者・利用者側から特段明確な反対・保留の意思表示がない場合には、これらの範囲内での個人情報の利用について同意が得られたものと考えられます（黙示の同意）。

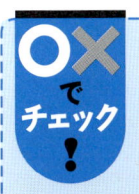

Q 病歴やアレルギーの有無（要配慮個人情報）を聴取したいが、患者・利用者は急変により意識がはっきりせず回答を得ることができないので、家族から聴取した

A ○

個人情報を得られないことにより患者・利用者の生命、身体に深刻な影響がでる可能性があるため、この場合は本人の同意がなくても個人情報を取得できます（表参照）。

5 利用目的の公表や本人への通知

① 利用目的は必ず本人に知らせよう

個人情報の利用目的は公表や本人への通知が必要です。公表とは、不特定多数の人々が知ることができるように発表することをいいます。また、本人への通知では、本人に直接知らせることをいいます。公表も本人への通知も、事業の性質および個人情報の取り扱い状況に応じて、合理的かつ適切な方法で行います。

② 介護・訪問看護では？

介護保険サービスの場合は、利用契約書、重要事項説明書と共に利用者から取得する「個人情報利用に関する同意書」がスタンダードです。これは元々、法令により書面で通知することが義務付けられているものです。訪問看護も同様に同意書を取得します。

一方で病院などの医療施設の場合は、「公表」によることが主流です。ホームページへの掲載や院内の受付、掲示板での掲示などがありますが、一律に掲示すればよいものではなく、個々の患者・利用者の能力やニーズに応じた配慮が必要です。

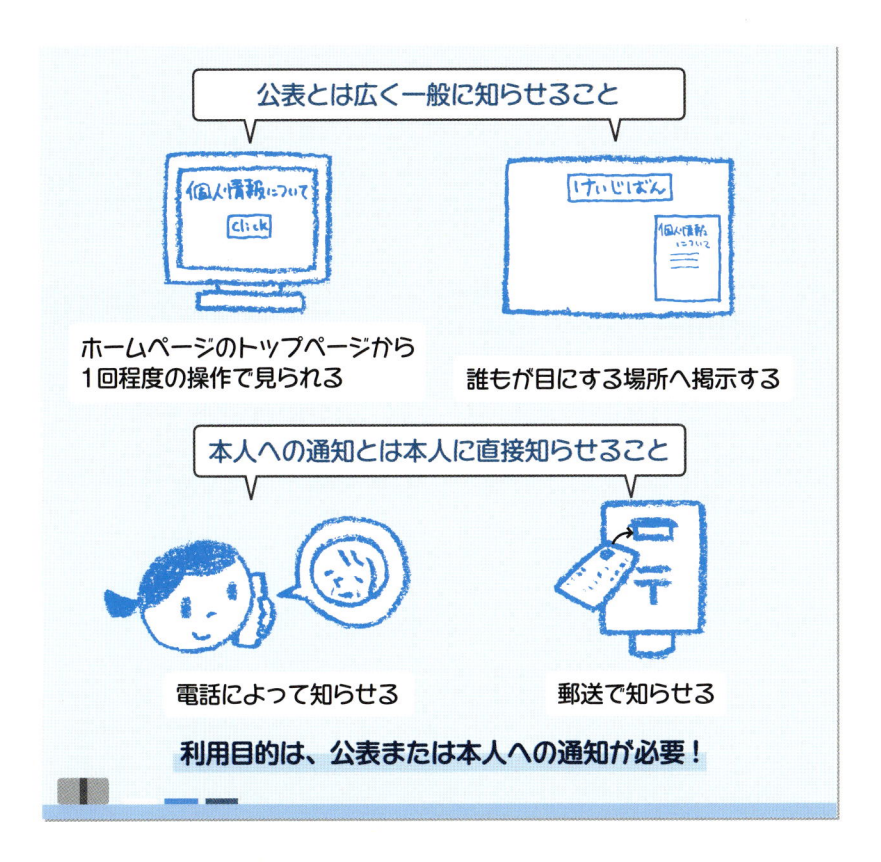

公表とは広く一般に知らせること

個人情報について click

けいじばん

個人情報について

ホームページのトップページから
1回程度の操作で見られる

誰もが目にする場所へ掲示する

本人への通知とは本人に直接知らせること

電話によって知らせる

郵送で知らせる

利用目的は、公表または本人への通知が必要！

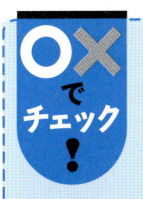

○×で
チェック
！

Q 施設内に個人情報の取り扱いにつき掲示していた
ところ、患者から「知らなかった」「聞いていない」
と言われてしまった。法的には問題のない対応を
していたはず

A ×

　基本的に利用目的の告知方法は一手段として認められているに過ぎま
せん。たとえば一枚の紙に小さな文字で、目立たない場所に掲示したの
であれば十分とはいえません。「知らなかった」という患者の声に真摯
に耳を傾け、より伝わりやすい方法を考えましょう。

① 「個人情報の匿名化」と「匿名加工情報」

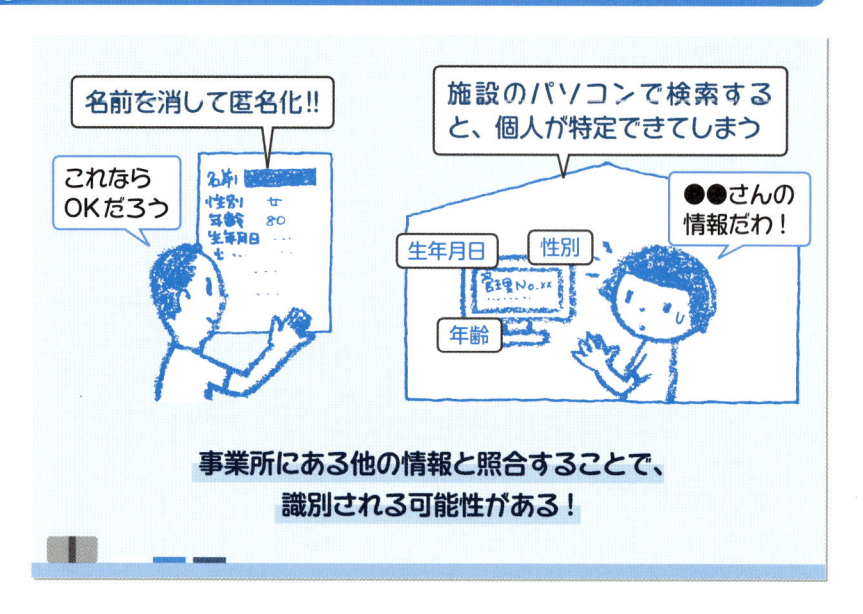

医療・介護の実務では、FAX送信時に患者・利用者の氏名を一字伏せる、頭文字化するなどして匿名化する取り扱いが普及しています。これを「個人情報の匿名化」といいます。

似た用語で匿名加工情報がありますが、これは、個人を特定できないよう加工した情報で、元の個人情報に復元できないよう処理したものをいいます。この情報データベースを第三者に提供する場合には、本人の同意は不要となります。

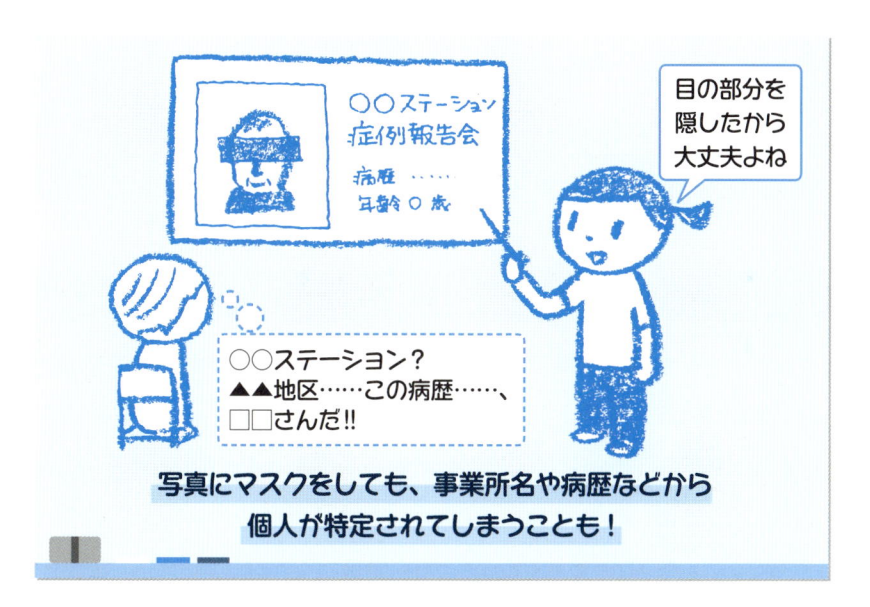

写真にマスクをしても、事業所名や病歴などから
個人が特定されてしまうことも！

② 介護・訪問看護では？

　氏名などの情報を削除したとしても、他の情報と照合することで患者・利用者が特定されてしまう可能性があります。そのため、学会などで事例・症例を報告するなど、目的外で利用するにあたっては最大限の処置を施したうえで、それでも特定される可能性が残るときは本人の同意を得る必要がある場合もあります。

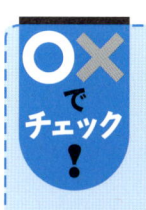

Q とても珍しい症例のため、学会で発表したいと考え、氏名などの個人情報を除いたが、念のため患者・利用者本人に同意をもらった

A ○

　珍しい症例であれば、発表者の施設から地域を推測し、個人の特定に至るおそれがあります。念には念を入れ、患者・利用者本人から発表についての同意を得るようにしましょう。

7 従業者および委託先の監督

① 個人データは適切に管理する！

すべての個人情報取扱事業者は、個人データの漏えい、滅失または、毀損の防止や、個人データの安全管理のため必要かつ適切な措置（安全管理措置）を講じなければなりません。また、従業者に個人データを取り扱わせるにあたっては、安全管理措置を遵守させるよう、必要かつ適切な監督をします。

個人データの取り扱いの一部または全部を委託する場合は、委託先において安全管理措置が適切に講じられるよう、必要かつ適切な監督をする必要があります。その際は、自施設で行う安全管理措置と同等の措置を行えるように監督を行います。

② 介護・訪問看護では？

介護・訪問看護でも、安全管理措置の遵守が必要です。雇用契約や就業規則において、就業期間中はもとより離職後も含めた守秘義務を課すなど従業者の個人情報保護に関する規定を整備し、従業者に対する教育

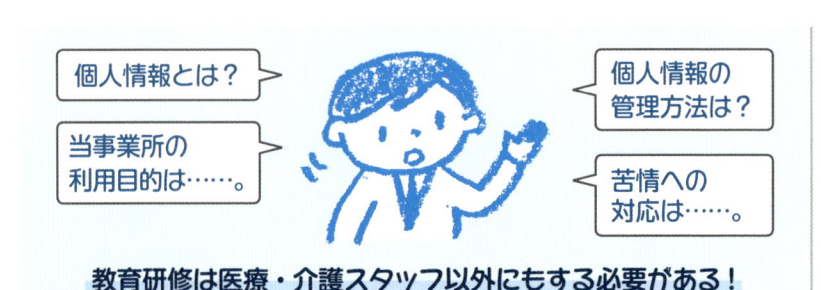

個人情報とは？

当事業所の
利用目的は……。

個人情報の
管理方法は？

苦情への
対応は……。

教育研修は医療・介護スタッフ以外にもする必要がある！

研修などを行うようにしましょう。

　なお、看護師などの医療資格者や介護サービスの従事者については、刑法、関係資格法または介護保険法に基づく指定基準により、正当な理由なく業務上知り得た人（患者・利用者、その家族）の秘密を漏らしてはならない、という守秘義務が設けられています。

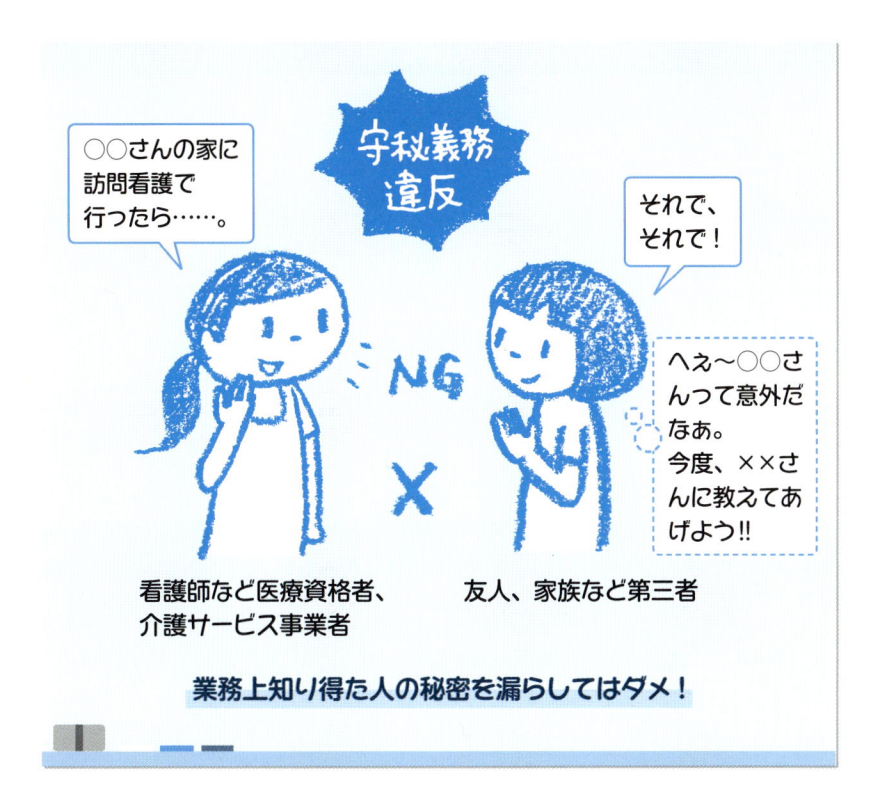

看護師など医療資格者、
介護サービス事業者

友人、家族など第三者

業務上知り得た人の秘密を漏らしてはダメ！

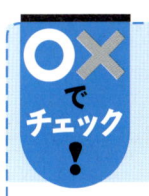

○×でチェック！

Q 個人情報に触れる機会のないスタッフであっても、個人情報の取り扱いについての教育研修は必要

A ○

個人情報の取り扱いはスタッフ全員に教育研修を行うことが理想です。

8 従業員とマイナンバー

① マイナンバーの扱いは、他の個人情報と違う！

マイナンバーとは、平成 28 年 1 月より始まった社会保障・税番号制度に基づくもので、個人番号ともいいます。マイナンバーも当然、個人情報（個人識別符号）に当たりますが、他の個人情報と異なりその取得・利用・提供は法令で決められた場合（源泉徴収票、支払い調書、健康保険・厚生年金保険被保険者資格届等の作成など）に限られます。本人の同意があっても、原則これらの業務以外には利用できません。

取得の際には、利用目的を伝えるとともにマイナンバーが間違っていないかを通知カードや個人番号カードで確認し、顔写真が付いている個人番号カードまたは運転免許証などで身元を確認しましょう。

② マイナンバーを含む情報の扱いに気を付ける！

マイナンバーは事業者の立場で必要な場合（継続的な雇用契約のため、毎年個人番号関係事務が発生するなど）にのみ、保管することができます。マイナンバーを取り扱う者、取り扱い手順、保管場所などを決めておきましょう。また、マイナンバーを含む情報の扱いには決まりがあります。便利だからと、営業成績などと一緒に管理できるデータファイルに入れてはいけません。退職などで保管が不要になった場合は速やかに削除するようにしましょう。

③ 従業員がマイナンバーを提出してくれない！

事業者は、社会保障および税に関する手続き書類に従業員の個人番号・特定個人情報を記載することが法律で定められています。もし、従

業員からマイナンバーの提供を受けられない場合、まずはマイナンバーの記載が法律で定められた義務であることを伝えて提供を求めましょう。それでも提供してもらえない場合は、提供を求めた経緯などを記録、保存し義務違反でないことを明確にしておきましょう。

④ 漏えいしてしまった！

マイナンバーが漏えいしたら以下の措置を行うことが望ましいです。

(1) 事業者内部における責任者への報告、被害の拡大防止

(2) 事実関係の調査、原因の究明

(3) 影響範囲の特定

(4) 再発防止策の検討・実施

(5) 影響を受ける可能性のある本人への連絡等

(6) 事実関係、再発防止策等の公表

さらに、特定個人情報（マイナンバーを含む個人情報）の安全に関わる「重大な事態」が生じたときは、国の機関である個人情報保護委員会への報告が義務になっています。

（文献2、3を参考に作成）

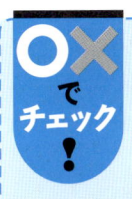

Q 個人番号関係事務でマイナンバーの記入された書類を作成したので、取引先への立ち寄りついでに、提出先に提出した

A △

　置き忘れ、紛失などを防ぐためにも、提出先以外には極力立ち寄らないようにしましょう。

　また、マイナンバーが記載された書類を外部に持ち出す場合の手続きを社内で決めておきます。電車やバスなどで移動する場合、書類を入れたカバンを目の届かない場所に置かないようにする、自動車で移動する場合は外から目につく場所に置かないなど紛失・盗難防止などの配慮が必要です。

職員の故意（目的的行為）による個人情報漏えいを防止しよう！

　個人情報が漏えいするパターン・ワースト5（p20参照）の第3位「職員が事業所から独立するときに、利用者リストやファイルを持ち出す」と第4位「職員同士の私語、噂話などが外部に漏れる」は、職員の故意（目的的行為）によるものです。これらを予防するには職員の「教育」が必要です。

　施設系にはほぼ無縁の悩みなのですが、介護・訪問看護では、個々のスタッフに利用者がいわばファンとして付くので、その人が辞めれば利用者も付いていく、ということが自然な流れとして起こります。

　それを「自分の実力なのだから当然」として、元事業所の目と鼻の先で独立するような方も中にはいますが、個人情報保護の観点からは、勝手に利用者の情報を持っていかれるということは、氏名、住所をはじめとする利用者の個人情報が漏えいしてしまっていることに他なりません。事業所としては、このような事態を取り締まる必要があります。具体的には、その人が辞めるときの「引継ぎ」をしっかり見張ることです。

　以下ができているかをチェックしましょう。

- [ ] 職員の就業時に、守秘義務を守る旨の「誓約書」を交わしている。
- [ ] 就業規則に、職員が辞めるときの引継ぎ義務と違反時の制裁規定を明確に定めている。
- [ ] 辞めるときに不当な手段で利用者のサービスを切り替えさせることは、違法行為（忠実義務違反）であり、法的責任が生じることを研修で教える。
- [ ] 引き継ぎの手順を確立している（例：担当の利用者の家には、必ず後任と一緒に回る）。
- [ ] 職員のパソコンを定期的にチェックし、問題なく業務に従事しているかを見る。

3 章

こんなとき、どうする？
個人情報にまつわる
○と✗

第三者への提供

① 原則は本人の同意を得る

　本人の同意を得ないで個人データを第三者に提供してはいけません（同意については p28 参照）。ただし、次に掲げる場合については、本人の同意は不要です。

1. 法令に基づく場合
2. 人の生命、身体又は財産の保護のために必要がある場合であって、本人の同意を得ることが困難であるとき
3. 公衆衛生の向上又は児童の健全な育成の推進のために特に必要がある場合であって、本人の同意を得ることが困難であるとき
4. 国の機関若しくは地方公共団体又はその委託を受けた者が法令の定める事務を遂行することに対して協力する必要がある場合であって、本人の同意を得ることにより当該事務の遂行に支障を及ぼすおそれがあるとき

② 介護・訪問看護では？

　介護・訪問看護でも❶と同様に個人データを本人の同意を得ずに第三者へ提供することはできません。

　しかし、意識不明の患者の病状や重度の認知症の高齢者の状況を家族などに説明する場合などでは、本人の同意を得る必要はありません。ただし、本人の意識が回復した際には、速やかに誰に個人データを伝えたのかを説明し、必要であれば病状の説明を行う対象者の変更などを行うようにしましょう。

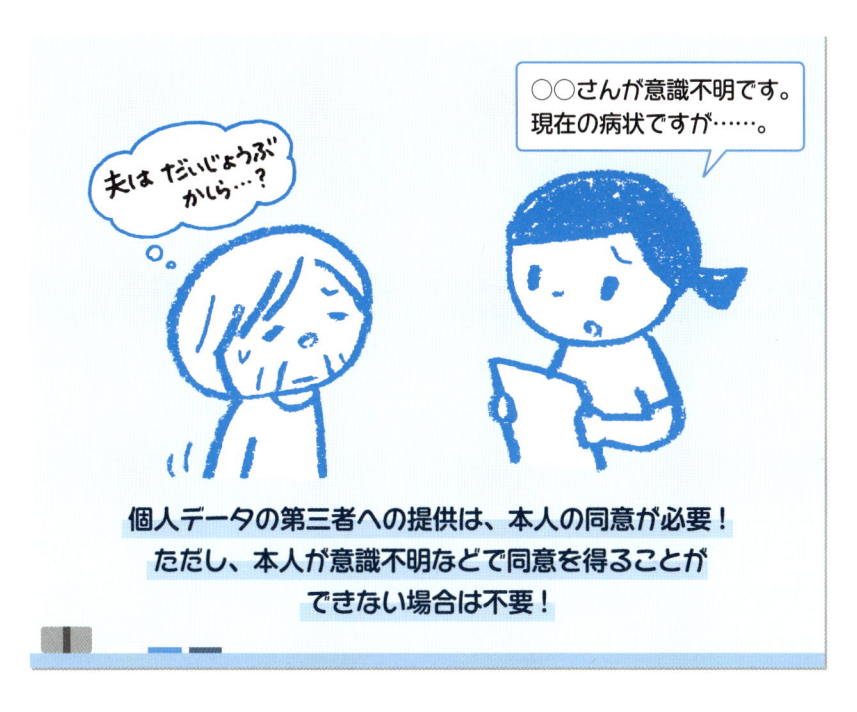

個人データの第三者への提供は、本人の同意が必要！
ただし、本人が意識不明などで同意を得ることが
できない場合は不要！

　病状などについて、家族の同席のもとに説明を行う場合には、明示的に本人の同意を得なくても、本人の同意があると見なしてよいとされています。

Q 患者・利用者が自殺未遂をしたため、自殺の再発防止を目的に、関係機関などへ個人情報を提供してもよい

A ○

　本人の同意が原則ですが、再度自殺をする蓋然性が極めて高い場合では、生命の保護のために、本人の同意がなく（同意を求めても同意しない、同意を求めること自体が困難）とも情報提供ができます。ただし、必要とされる情報の範囲については慎重に検討する必要があります。

提供記録の作成義務

① 個人データを提供するとき、提供されるときには記録が必要

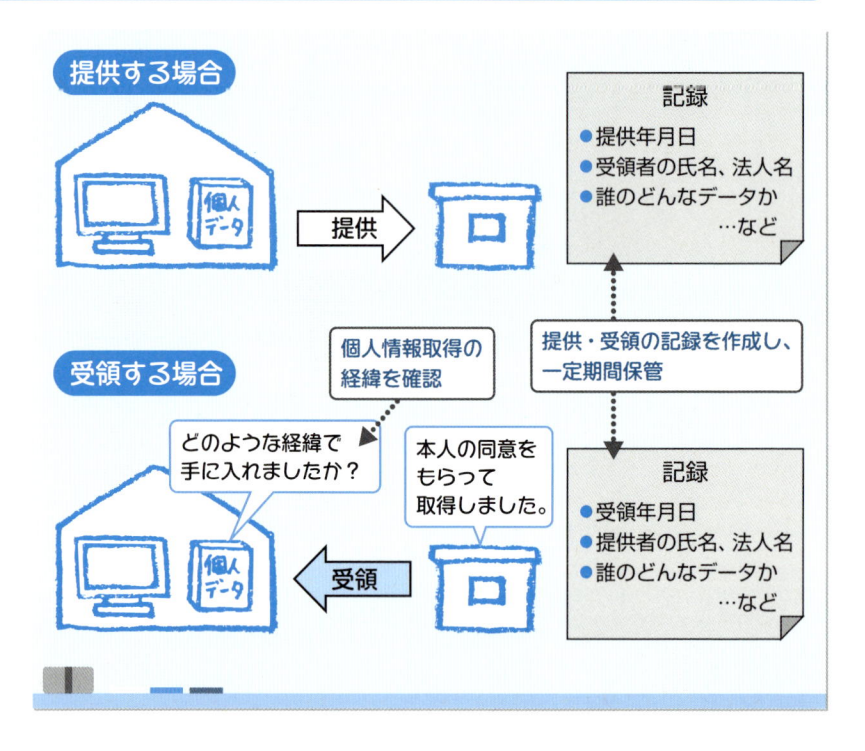

　個人データを第三者へ提供する際には記録を作成し、一定の期間保管しなければなりません。（ただし法第23条第1項各号または第5項各号のいずれかに該当する場合を除く）。

　個人データを第三者から提供してもらう場合（受領する場合）も、記録を作成し一定期間の保管が必要です（ただし法第23条第1項各号または第5項各号のいずれかに該当する場合は除く）。

② 介護・訪問看護では？

　介護・訪問看護でも、患者・利用者の個人データを第三者に提供する／提供してもらう場合には、確認・記録の義務があります。ただし以下の場合は記録義務は適用されません。

◎利用目的達成に必要な範囲内において個人データを委託する場合

- 検体検査業務の委託その他の業務委託
- 保険事務の委託

　　など

◎本人に代わって提供している場合

- 他の病院、診療所、助産所、薬局、訪問看護ステーション、介護サービス事業者などとの連携
- 他の医療機関などからの照会への回答
- 審査支払機関または保険者からの照会への回答

　　など

◎本人と一体と評価できる関係にある者に提供する場合

- 家族などへの病状説明

（文献 4 p.44-5 を参考に作成）

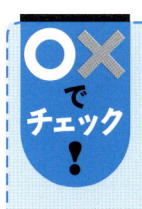

Q 個人データをメールで提供先に送信した場合、送信日や送信先のログを「提供年月日」「受領者」の記録としてもよい

A ○

メールの送信ログを記録とすることは認められます。

3 本人からの請求による データの開示

① 開示の請求がきたら、速やかに対応する

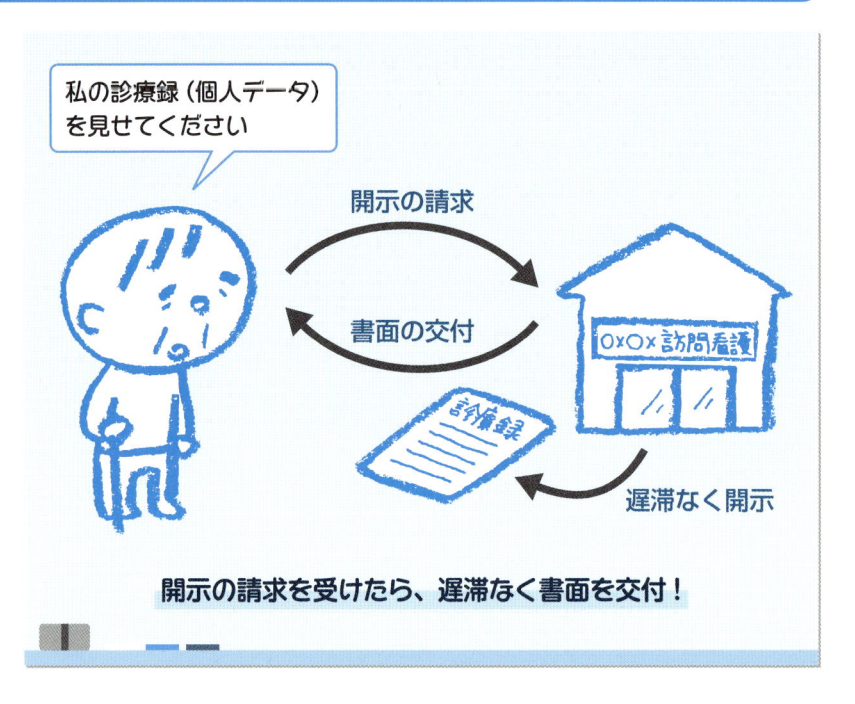

開示の請求を受けたら、遅滞なく書面を交付！

　本人から、個人データの開示の請求を受けた時は、書面の交付による方法（本人が同意すれば書面以外での方法も可）により、遅滞なく、開示しなければなりません。もし個人データが存在しないときには、その旨を知らせる必要があります。

❷ 介護・訪問看護では？

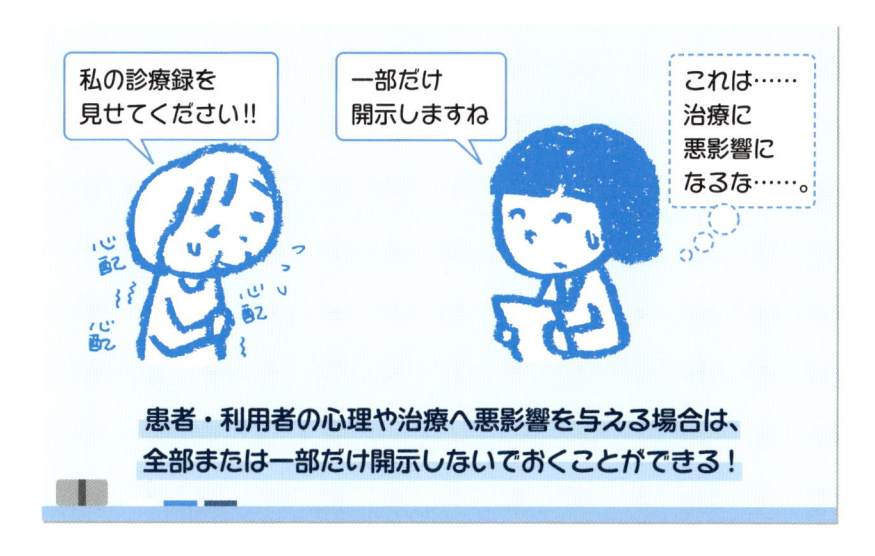

> 私の診療録を見せてください!!

> 一部だけ開示しますね

> これは……治療に悪影響になるな……。

患者・利用者の心理や治療へ悪影響を与える場合は、全部または一部だけ開示しないでおくことができる！

医療・介護関係事業者も❶同様、本人からサービス計画表、介護看護日誌など個人データの開示の請求を受けたときは、本人に対して、遅滞なくその写しを交付し、データが存在しなければその旨を知らせる必要があります。

ただし、開示することで、患者・利用者または第三者の利益を害するおそれがある場合や患者・利用者本人に重大な心理的影響を与え、その後の治療効果などに悪影響を及ぼす等特殊な事情がある場合は、全部または一部を開示しないでおくことができます（法第28条第2項一号）。

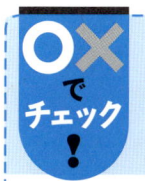

○×でチェック!

Q 患者・利用者の代理人から、委任状を提出のうえ、個人データの請求があった場合は、開示してもよい

A ○

個人情報保護法および政令では、法定代理人や本人が委任した代理人が開示などの請求を行うことができるとされています。ただし、代理人の請求が本人の意思かどうかについては、慎重な確認が必要です。

外部からの開示請求を 断った後はどうなる？

利用者の身元引受人でない人で、利用者本人や引受人の承諾を得ていない親族が利用者の介護日誌などの開示を求めてきたときは、承諾がない以上、開示を拒否することになります。そうなると実務上は、たいていの場合そこで諦めるか、あるいは弁護士に依頼し、今度は弁護士から請求がなされます。

しかし、たとえ弁護士であろうと、権限のない親族からの求めである点に違いはないので、慌てず冷静に、再度お断りします。すると弁護士は普通、「弁護士会照会」という手続きに移行します。

特に恐れる必要もないのですが、これは、各弁護士の加盟する弁護士会という団体に、まず「このような理由で介護記録がどうしても必要です」と申し立て、弁護士会内部でその正当性を検討し、問題がなければ今度は弁護士会が主体となり開示を求めてくる、という手続きです。

弁護士会名義で照会がきた場合は、よほどのことがない限り開示してしまって問題ありません。個人情報保護法上、開示請求が「法令に基づく場合」は本人の同意がなくとも開示できるという例外規定があり、弁護士会照会はこれに該当するためです。

もっとも、「本人又は第三者の生命、身体、財産その他の権利利益を害するおそれがある場合」などは、弁護士会であっても断ることが可能です。もっともな理由があるなら、弁護士会に直接、事情を話してみるとよいでしょう。

求めに応じて開示した結果、後日、身元引受人から「なぜ私に断りなく開示したのだ」と迫られても、「個人情報保護法上、法令に基づく場合に該当するので開示しました」と答えれば責任追及されることはありません。

　もし、弁護士会照会も拒絶したら……、滅多にないケースですが、今度は裁判所が「証拠保全」という手続きにより介入してくる可能性があります。いつも法廷に鎮座している裁判官が、スーツ姿で、ある日突然事業所にやってくるのです。

　事業所側としては、いつ、どのような条件であれば開示してよいのかをきちんと理解し、間違いのない対応ができるようにしておきたいものです。

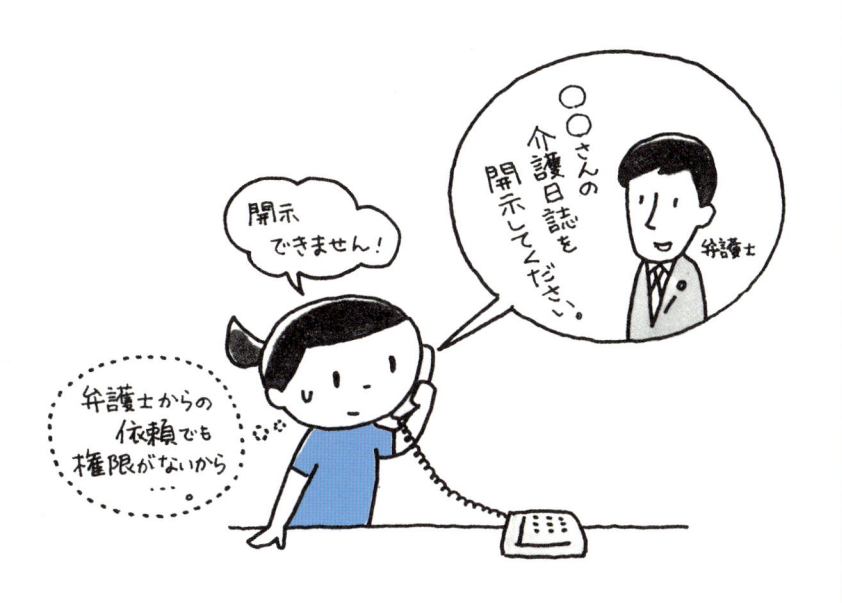

4

訂正と利用停止、苦情

① 訂正・利用停止の請求や苦情には、速やかに対応する

本人から、個人データに誤りがある、事実でないなどの理由によって、内容の訂正、追加または削除の請求を受けた場合は、利用目的の達成に必要な範囲で遅滞なく必要な調査を行い、その結果に基づき、原則として訂正などを行わなければなりません。また、個人データが同意なく目的外利用されている、不正の手段により取得されているなどの理由で、利用停止または消去の請求を受けた場合、その請求に正当な理由があることが判明したときは、原則として、遅滞なく利用停止などを行わなければなりません。なお、どのように訂正をしたかなどの結果は本人へ知らせる必要があります。

例外的に以下の場合については、これらの措置を行う必要はありません。また、個人情報の取り扱いに関する苦情に対して、適切かつ迅速な処理に努めます。

1. 訂正などの請求があっても、利用目的からみて訂正などが必要ではない場合、誤りである指摘が正しくない場合、訂正などの対象が事実ではなく評価に関する情報である場合。
2. 利用停止など第三者への提供の停止の請求があった場合であっても、手続き違反などの指摘が正しくない場合。

（文献 4 p.57 より引用改変）

② 介護・訪問看護では？

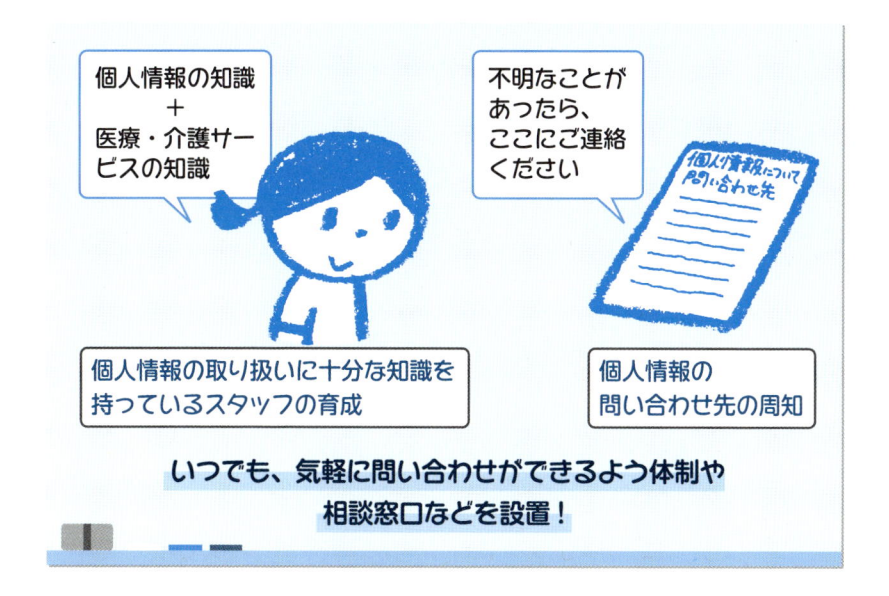

　医療・介護関係事業者も❶同様、本人から訂正、利用停止などの請求を受けた場合、それらの請求が適正であると認められるときは、しかるべき措置を行う必要があります。

　個人情報の取り扱いに関する苦情に対して、迅速な対応を行うにあたり、窓口機能などの整備や苦情への対応手順を定めるなど患者・利用者が相談しやすい体制の整備に努めなければなりません。

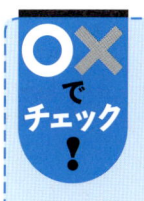

Q 患者・利用者から個人データを訂正するように申請があったが、調査の結果、データに誤りはないので訂正しない旨を連絡した

A ○

　個人データに誤りがないのであれば、訂正の必要はありません。ただし、訂正しない旨を本人に知らせる必要はあります。

うっかりミスや不可抗力による
個人情報漏えいを防止しよう！

　個人情報が漏えいするパターン・ワースト5（p20 参照）の第1位「利用者の情報が入った USB を紛失する」、第2位「紙媒体を紛失、あるいは部外者に盗まれる」、第5位「FAX の誤送信」は、うっかりミスや不可抗力によるものですね。これらを予防するには「ルール作りと定着」がキーワードになります。

　USB の紛失については、USB を使わないのが一番確実ですが、そうも言っていられません。そこで「ナンバリング」の手法を導入しましょう。

　たとえば、会社で管理する USB の本数を5本と定め、①から⑤の番号シールを貼ります。油性ペンで書いてもよいでしょう。USB 自体も、蛍光色など派手な色を選び、さらに鈴のキーホルダーをつけるなど、できるだけ目立たせます。

　使わないときは1カ所の決められた場所に並べて置き、保管するようにします。それだけで段違いに「管理」しやすくなるでしょう。私物の USB を持ち込んでもすぐ判別できるようになり、抑止力となります。

　紙媒体の紛失については、「持ち出すときと返却時は、持ち出し記録簿にその都度記録する」「ファイルを車内に置いて離れない」「自宅には絶対に持ち帰らない」などのルール作りをしておきましょう。

4 章

うっかりも、やりすぎもNG!
医療・介護現場の
個人情報保護
〇と✕

1

利用目的の明示と同意

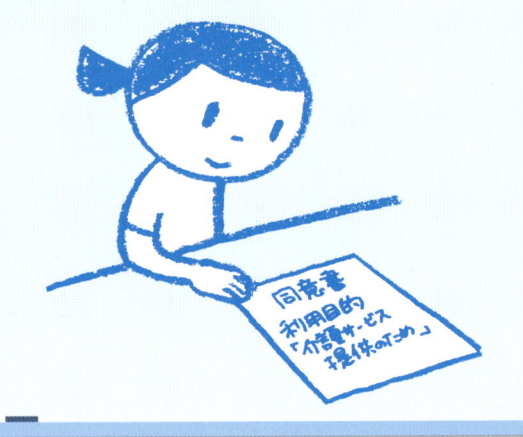

Q 訪問介護事業において、サービスを開始するときに利用者から取得する同意書に、利用目的として「介護サービス提供のため」と記載している。

　利用目的はアバウトな書き方にせず、「サービス担当者会議での利用」「関係事業所や医療機関とのサービス提供のための情報共有」など、なるべく具体的な場面を想定して記載しておく必要があります。

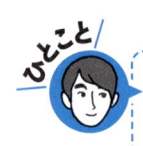

　利用目的に「ホームページや広報誌への写真、氏名の記載」と盛り込む同意書も散見されますが、本来利用目的は必要最低限にとどめる必要があるので、止めるべきです。

> **Q** サービスを開始するとき、手が不自由だが判断能力が十分である患者・利用者の場合は、その同意を得たうえで第三者が手を添えて個人情報利用の同意書に署名（サイン）をさせればよい。

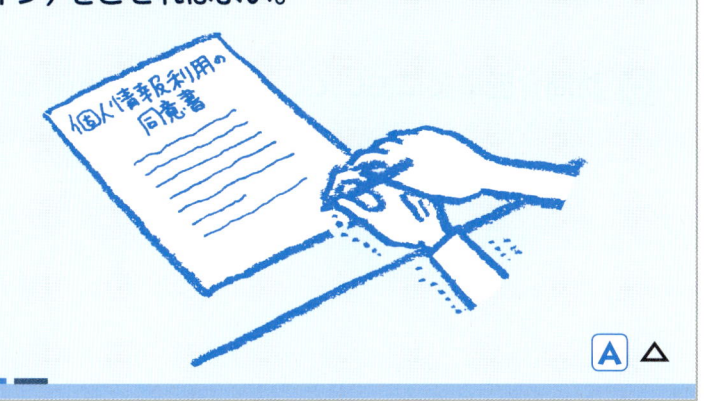

A △

　本人の判断能力さえあれば、口頭でも委任は成立するので、委任を受け第三者が代わりに同意書にサインすることが可能です。本ケースのように手を添えてサインさせる方法でも不適切とまではいえません。不安が残る場合は、自治体や地域包括支援センターに相談する、市町村社会福祉協議会などの権利擁護センターと連携するなど、地域の状況に応じて最善の方法を考えましょう。

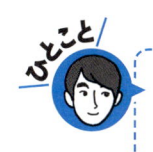

ひとこと

> 　認知症などで、本人の判断能力が十分でないような場合には、家族や成年後見人から個人情報利用について同意を得ることが必要です。

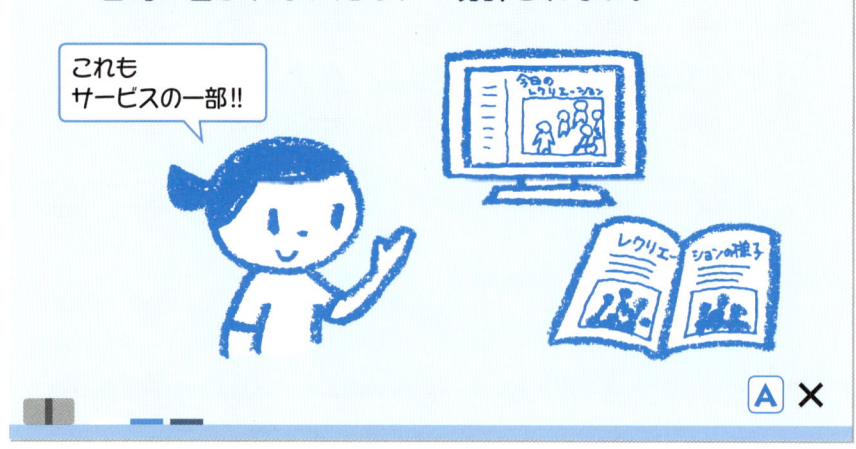

Q 事業所の紹介パンフレットやホームページなどに、レクリエーションの様子を撮影した利用者の写真などを掲載することは、サービス提供という個人情報の利用目的に含まれないため、一切許されない。

> これも
> サービスの一部!!

利用者本人の同意があれば許されます。確かに本来の利用目的からは外れますが、目的外であっても同意さえあれば使って構いません。

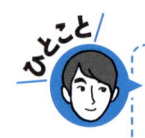

　「写真だけなら OK」、「広報誌の掲載は NG」など、人により条件が細かい場合もあるので、十把一絡げに「広報目的での利用」などとしないよう心がけましょう。掲載の都度、個別に利用者や家族から許可を取った方が無難です。

2 事業所内での個人情報の管理

> **Q** 訪問看護計画、訪問介護計画、ケアプランなどの変更があった場合、担当者がファイルの情報を修正するが、同じ人が間違いがないか確認している。

法令で厳密に求められているものではありませんが、修正した人と同じ人のチェックでは不十分といえます。別の人が「ダブルチェックする」ことが望ましいという意味で×としています。

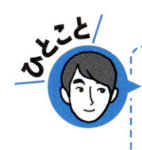

人間である以上、ミスは付き物。FAXの誤送信予防など、様々な場面ごとにミスを防ぐための手順を考えておきましょう。

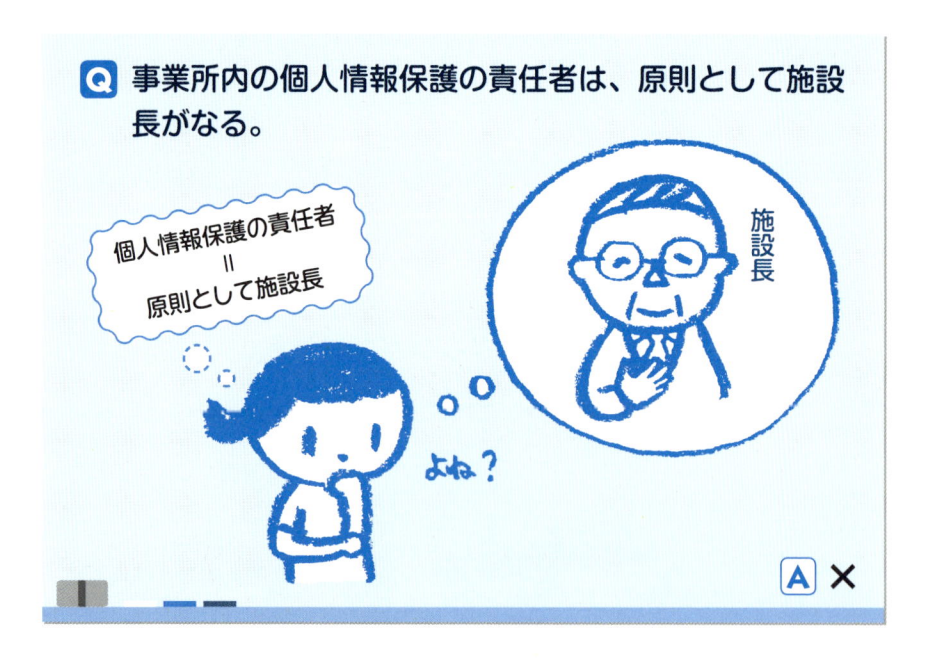

Q 事業所内の個人情報保護の責任者は、原則として施設長がなる。

個人情報保護の責任者
＝
原則として施設長

よね？

施設長

A ✕

　誰が責任者となるべきかは法定されておらず、その組織の自由です。個人情報保護につき十分理解している人を責任者とし、その人が中心となって、個人データの管理がルーズになっていないかなど、定期的にチェックすることが必要です。

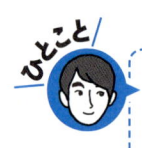

ひとこと

　責任者兼、外部からの相談苦情窓口となるケースが多いようです。事務局や会計など、業務時間中いつでも対応できる立場の人がふさわしいといえます。

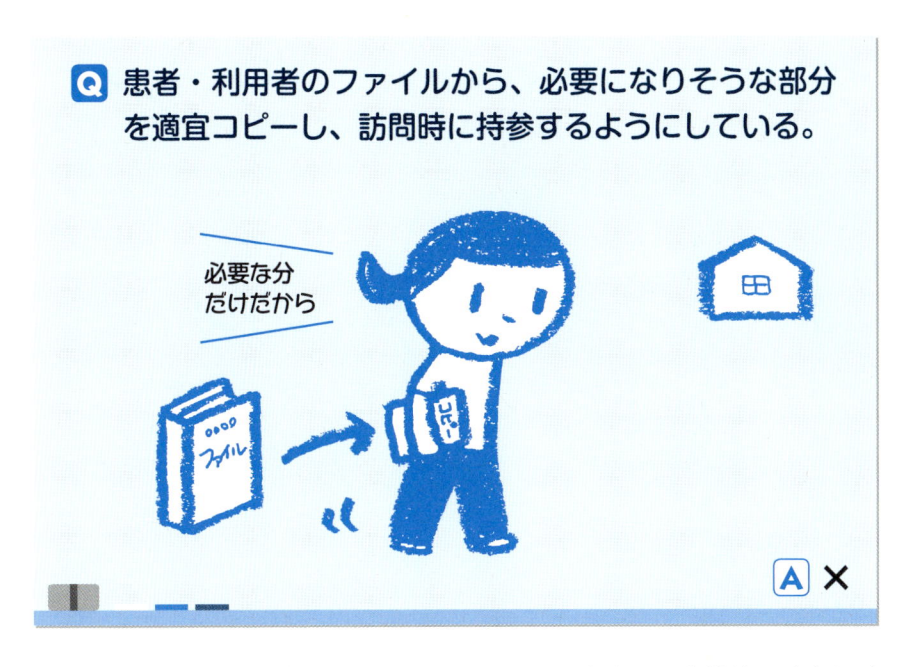

Q 患者・利用者のファイルから、必要になりそうな部分を適宜コピーし、訪問時に持参するようにしている。

必要な分
だけだから

患者・利用者の個人情報には、病歴や治療内容、心身機能の障害などの「要配慮個人情報」、そして家族や生活、経済状態など、プライバシーにかかわるデリケートな内容がたくさん含まれています。データであれ紙であれ、安易にコピーをとるのは NG です。また、ファイルを持ち出すときは、都度持ち出し・戻しの記録を付けましょう。

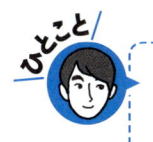

　訪問時にタブレットを携帯し、クラウドシステム（ネットワークに保存された情報）から適宜情報を引き出すシステムを導入できれば便利で安全ですが、現場では未だに紙媒体のところが半数近くあるそうです。紙は紛失のリスクが高いので、その分対策をしっかり講じましょう。

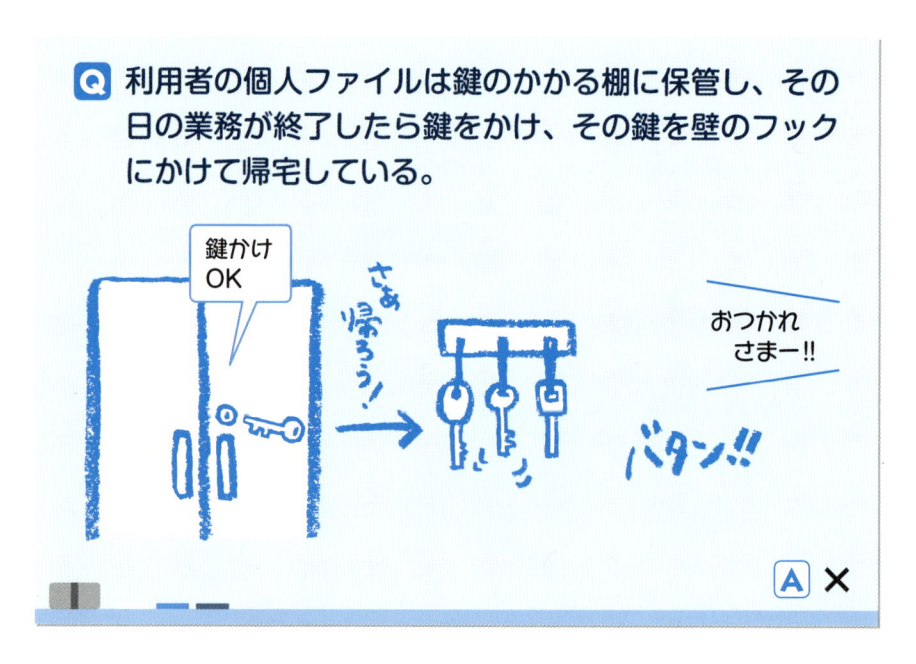

Q 利用者の個人ファイルは鍵のかかる棚に保管し、その日の業務が終了したら鍵をかけ、その鍵を壁のフックにかけて帰宅している。

ファイルを鍵のかかる棚に保管するまではよいのですが、責任者は鍵をしっかり管理しなければいけません。せっかく鍵をかけても、決まった保管場所にあり誰でも使える状況であれば、もしファイルの紛失などが起こってしまうと、「安全管理措置を怠っていた」と責任を問われることにもなります。責任者が常に携帯し管理するか、責任者しか開けることのできない場所に保管するようにしましょう。

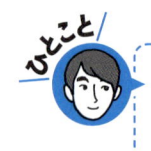

ひとこと

鍵自体、小さいものなのでキーホルダーを付けるなど失くさない工夫をしましょう。

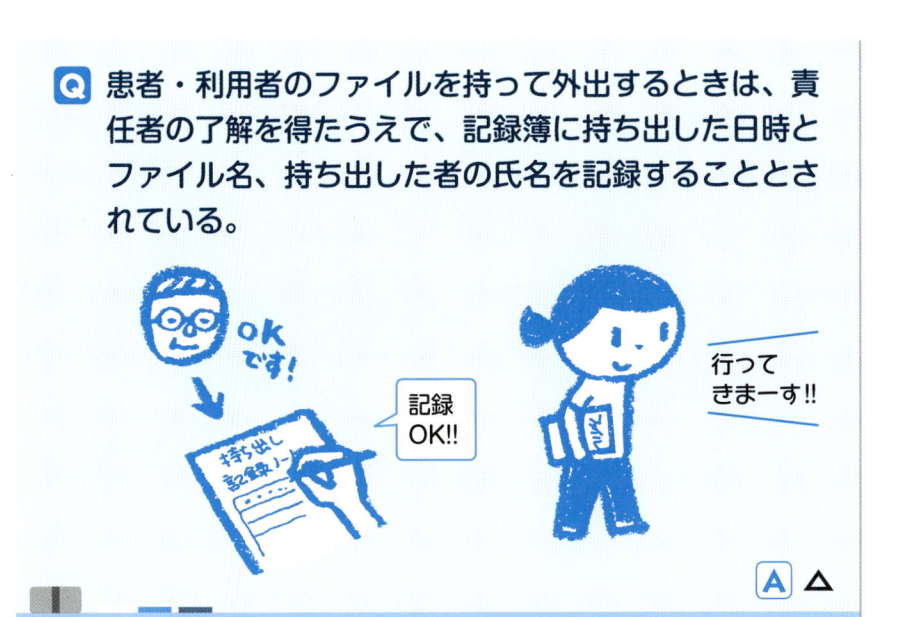

Q 患者・利用者のファイルを持って外出するときは、責任者の了解を得たうえで、記録簿に持ち出した日時とファイル名、持ち出した者の氏名を記録することとされている。

記録OK!!

行ってきまーす!!

A △

　サービス提供記録や利用者の個人情報を記載した書類を、事業所から外に持ち出す場合は、責任者の了解をとり、きちんと記録を残すことが必要です。

　持ち出し記録とセットで、返却したときの記録を残さないと実効性がありません。その点で不十分なので△としています。

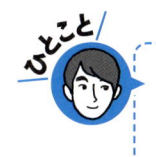

ひとこと

　こういった取り組みは、続けていくうちにいい加減になり形骸化しやすいので、守られているか責任者による定期的なチェックが不可欠です。

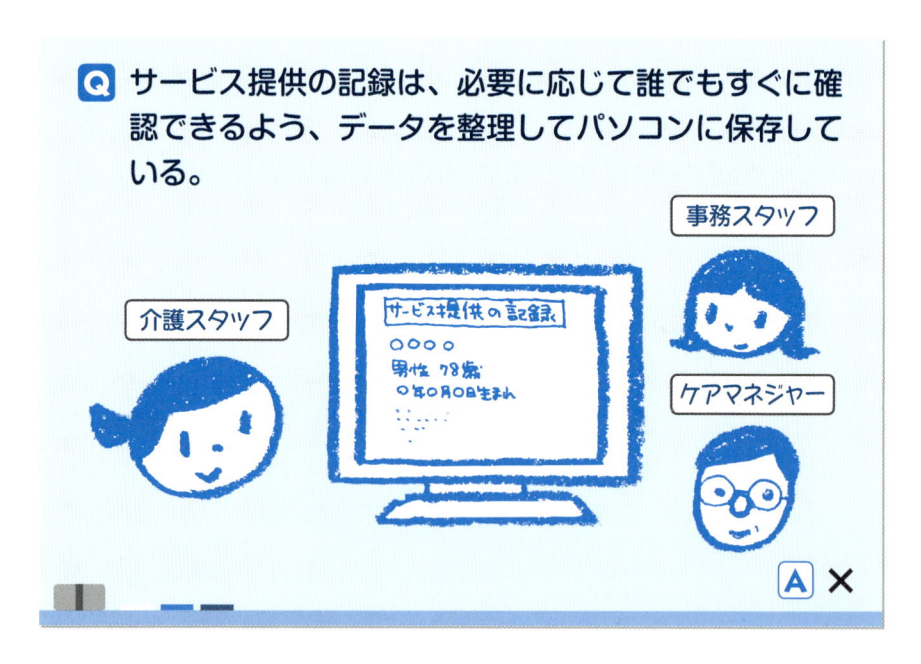

Q サービス提供の記録は、必要に応じて誰でもすぐに確認できるよう、データを整理してパソコンに保存している。

介護スタッフ

事務スタッフ

ケアマネジャー

サービス提供の記録

〇〇〇〇
男性 78歳
〇年〇月〇日生まれ

　医療・介護の現場で、患者・利用者へのサービス提供のために集めた様々な情報が、必要なときにすぐ取りだせないようでは、意味がありません。

　ただし、誰でも簡単に見ることができるような保管方法は、安全管理措置のうえで問題です。万が一持ち出されたときに、その侵入経路を特定できる程度にはセキュリティを高める必要があります。

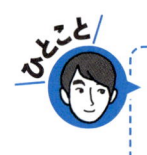
ひとこと

　特に重要な情報を管理するパソコンについては、触れる人を一人としておくことなどが考えられます。実務の利便性を阻害しすぎない程度の方法を考えてみましょう。

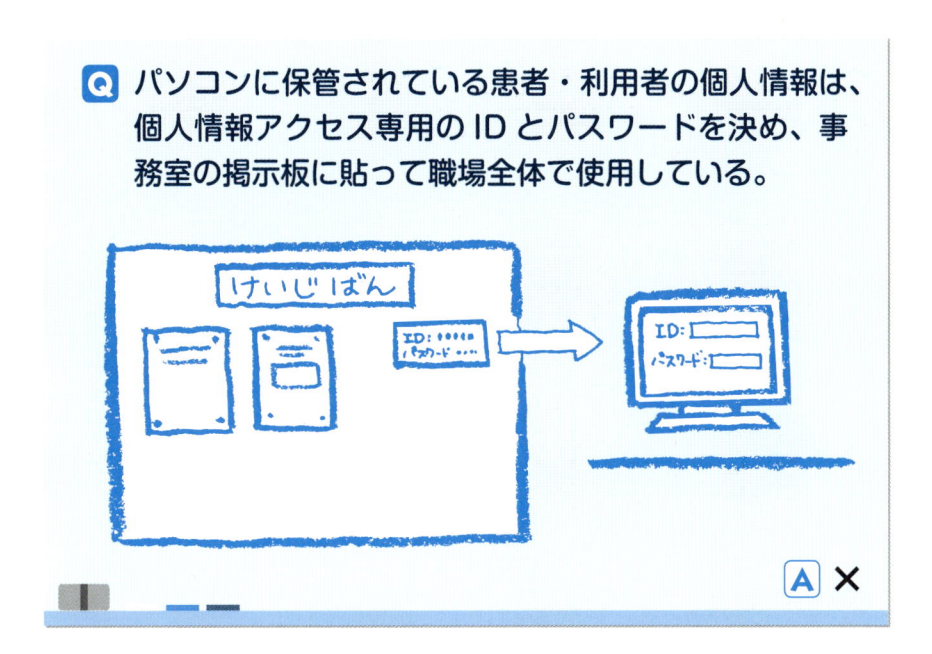

> **Q** パソコンに保管されている患者・利用者の個人情報は、個人情報アクセス専用の ID とパスワードを決め、事務室の掲示板に貼って職場全体で使用している。

　せっかく ID とパスワードを設定しても、これでは鍵を壁にかけるのと同じで、意味がありませんね。便利だからといって横着しては本末転倒です。組織の中で特定の人だけが ID、パスワードを知っている状態にすることが望ましいです。安全確保のためにあえて不便を取り込むという意識を持ちましょう。

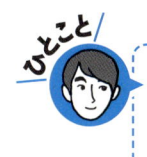

ひとこと

　念には念を入れ、パスワード自体を定期的に変更するよう心がけましょう。

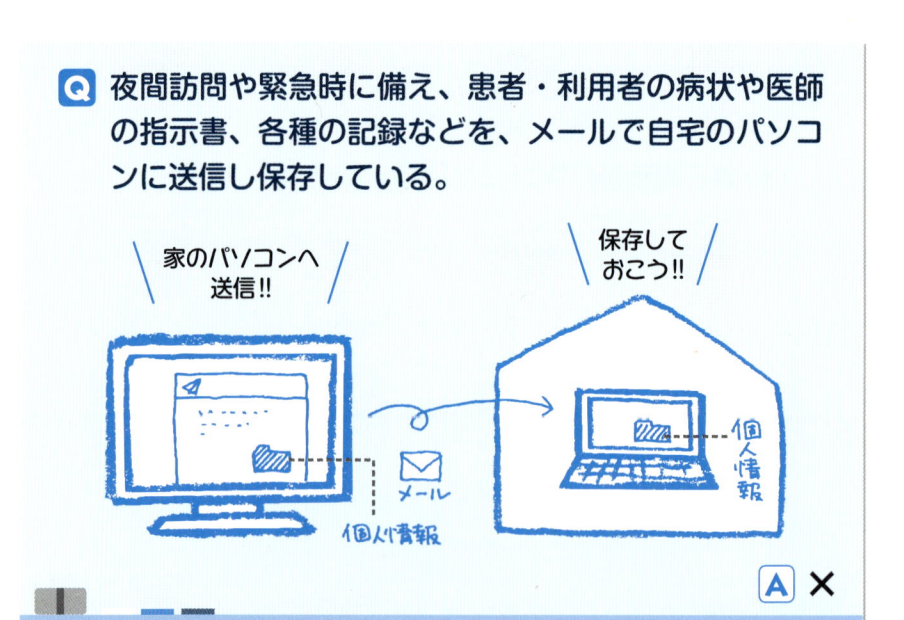

Q 夜間訪問や緊急時に備え、患者・利用者の病状や医師の指示書、各種の記録などを、メールで自宅のパソコンに送信し保存している。

家のパソコンへ送信!!

保存しておこう!!

メール

個人情報

個人情報

A ✕

　平成 29 年 6 月以降、職員の私有のパソコンやタブレット、携帯電話を仕事に用いることは、医療・介護の領域において原則として禁止とされました（「医療情報システムの安全管理に関するガイドライン 第 5 版」より）。これを BYOD（Bring Your Own Device）の禁止といいます。

　会社の貸与するパソコンであれば問題ありませんが、メールの誤送信やコンピュータウイルスなどで情報が流出しないよう、注意が必要です。

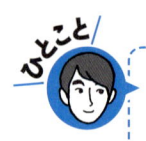

　　　BYOD の禁止により、訪問介護員同士が「LINE」などで連携することもできなくなりました。これは中小事業所にとっては非常に困る事態ですが、それだけ個人情報保護の要請が高まっているといえるでしょう。

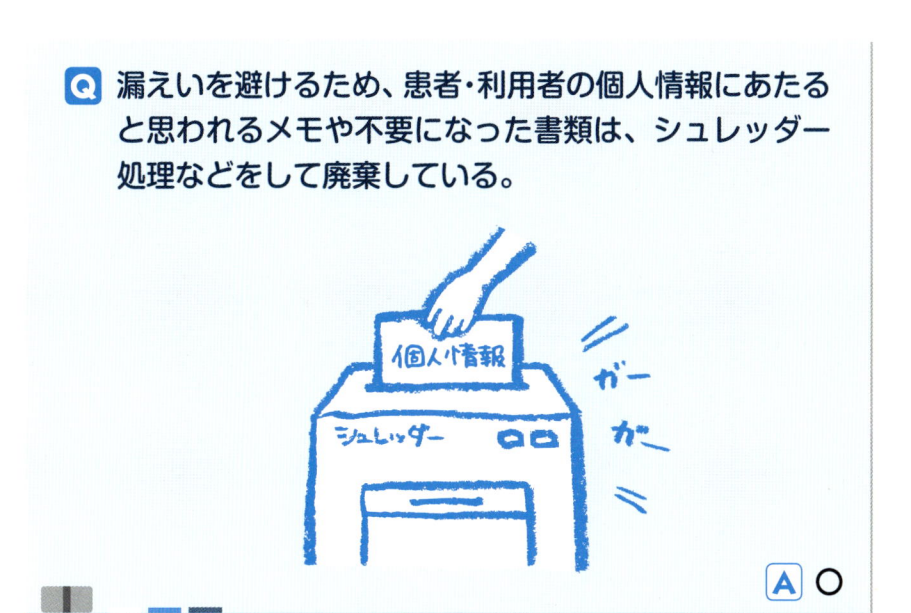

Q 漏えいを避けるため、患者・利用者の個人情報にあたると思われるメモや不要になった書類は、シュレッダー処理などをして廃棄している。

A ○

　介護日誌をはじめ、正規の書式以外の記録やメモ、封筒類などの扱いも要注意です。ゴミ箱に捨てたり資源回収に出す紙類に、個人情報の含まれたものが紛れこむことのないよう、分別はくれぐれも慎重に。不要なものは随時シュレッダーにかける、というような習慣づけも大切です。

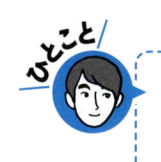

ひとこと

　パソコンに面会予定などをメモした付箋を貼る習慣のある人は要注意。いつの間にか取れて紛失してしまうことも、立派な「個人情報漏えい」になり得ます。

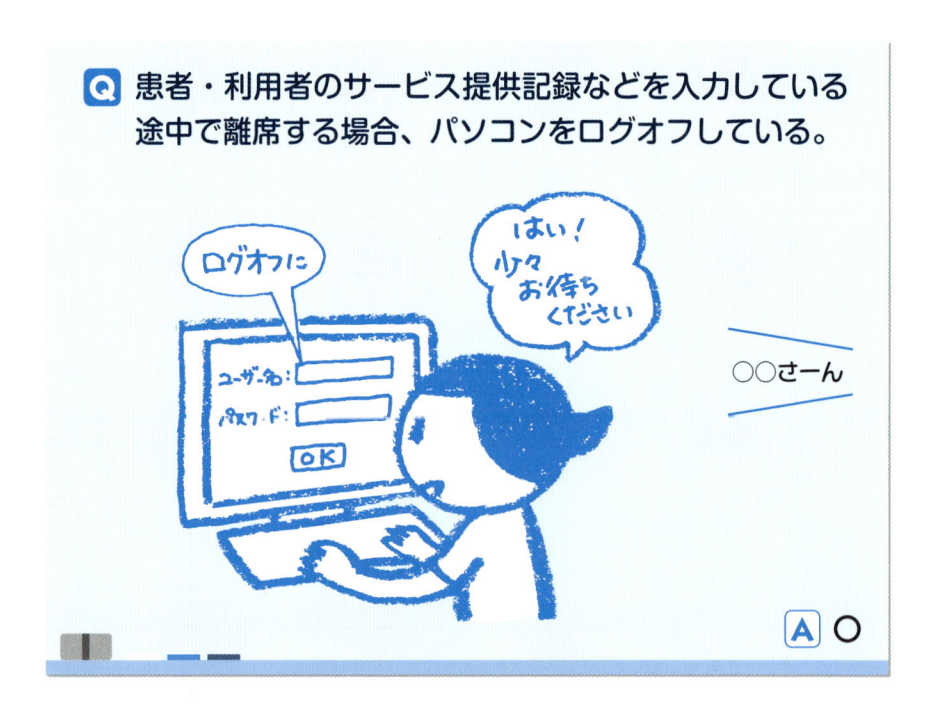

Q 患者・利用者のサービス提供記録などを入力している途中で離席する場合、パソコンをログオフしている。

外部からの人の出入りがまったくない事業所であれば、それほど神経質になる必要はないかもしれませんが、コンピュータに個人情報の画面が表示されている状態での離席は避けましょう。

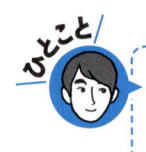
ひとこと

施設や病棟では、つい油断してカウンターからパソコンの画面や患者・利用者のファイル名が見える配置になっていることも。部外者の目を常に意識し、見えないよう工夫しましょう。

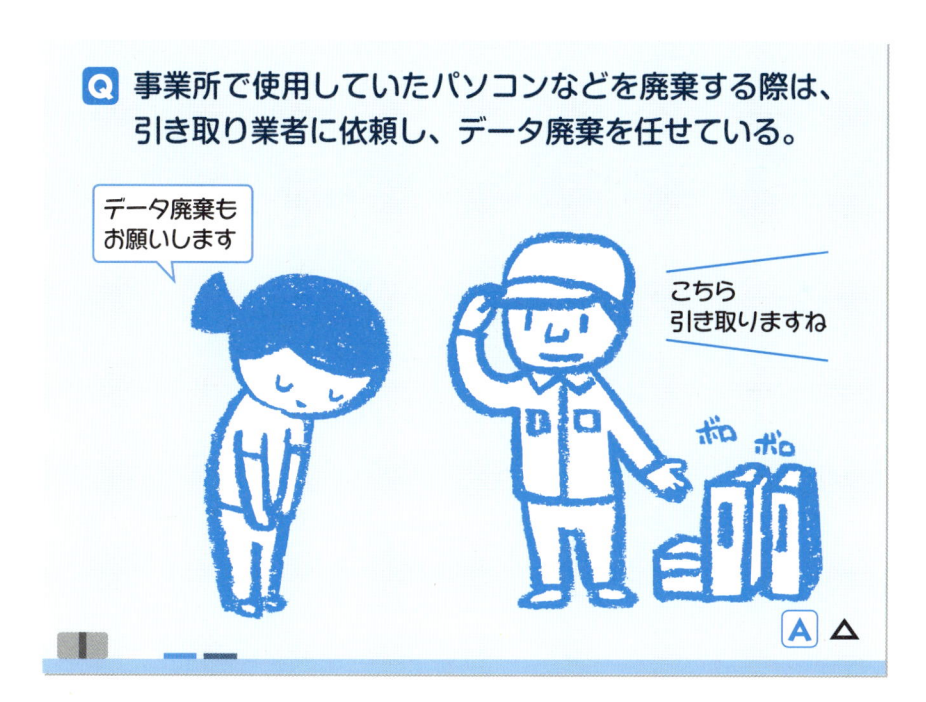

コンピュータのデータは、専用のソフトなどを使って消去しても、知識と技術があれば復元が可能です。大量の個人情報を管理していたコンピュータの廃棄は、慎重にしなくてはなりません。信頼できる業者に依頼し、廃棄方法（ハードディスクを破砕処理する、など）を委託契約で明確にしておきましょう。「あとは野となれ……」ではいけません。

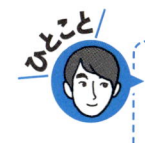

廃棄証明をもらえる業者も多いので、最終的にどのような形で見届けるかまで注意して業者を選定しましょう。

3

事業所外での
個人情報の管理

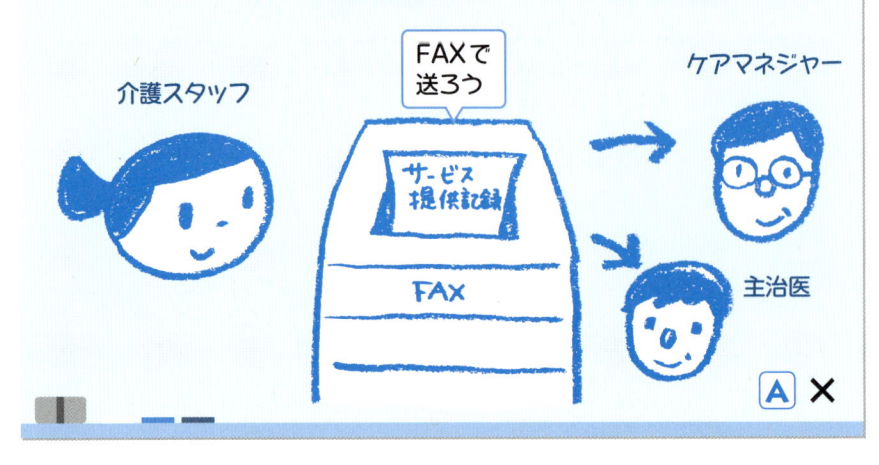

Q サービス担当者会議を開くにあたり、出席者にケアプランやサービス提供記録をFAXで一斉に送信している。

FAXで送ろう

介護スタッフ

サービス提供記録

FAX

ケアマネジャー

主治医

A ✕

　サービス担当者会議での個人情報の利用は、情報の取得時に明らかにした「患者・利用者へのサービス提供」という利用目的にかなうものであり、もちろん問題はありません。ただし、その資料には、患者・利用者の病歴や現在の心身の状態など、要配慮個人情報が含まれますので、配布する側は、受け取り人の確認と保管にも、十分配慮しなければなりません。

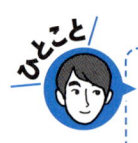

ひとこと

　重要な書類ほど、まず電話で事前に送信する旨伝え、送信完了後も電話で受領を確認するといった作業を入れるようにしましょう。

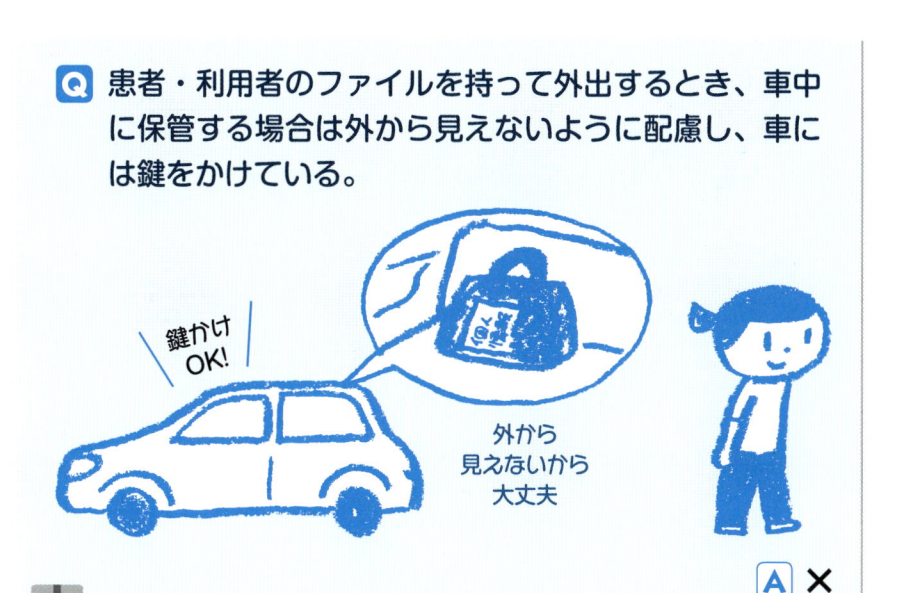

Q 患者・利用者のファイルを持って外出するとき、車中に保管する場合は外から見えないように配慮し、車には鍵をかけている。

鍵かけ OK!

外から
見えないから
大丈夫

A ✕

　もしファイルを持ち出す場合は、「肌身離さず」持ち歩くのが原則です。大丈夫だろう、という油断が、思わぬ事故や事件につながります。電車でかばんごと網棚に乗せる、自転車のカゴに簡単に取り出せる状態で入れるなど、不用意な行動をとらないよう、くれぐれも気を引き締めてください。

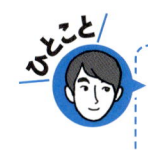

ひとこと

　リュックサックで常に背負うようにする、持ち出す際の入れ物を会社の購入したものとするなどと決めてしまうと良いでしょう。

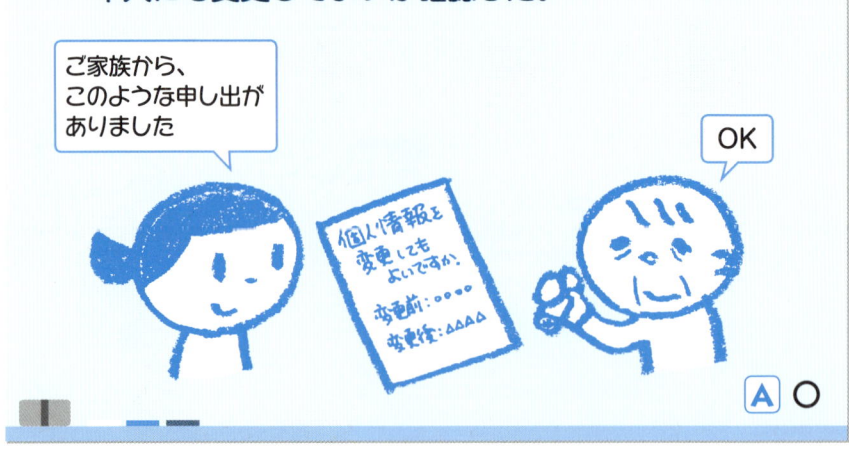

　判断能力が十分な場合には、個人情報の変更は本人が申し出ることが原則です。個人情報は、いわばその人の財産であり、家族といえども本人の同意なしに勝手に変更することはできません。本人から、個人データの内容の訂正や追加、削除の請求があったら、すみやかに調査して対応する必要があります。

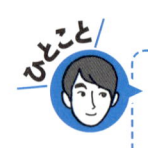

　本人が認知症で、後見人も付いていなければ難しいところです。身元引受人（契約の当事者として署名捺印する人）を本人の代わりと見なし対応する他ないでしょう。

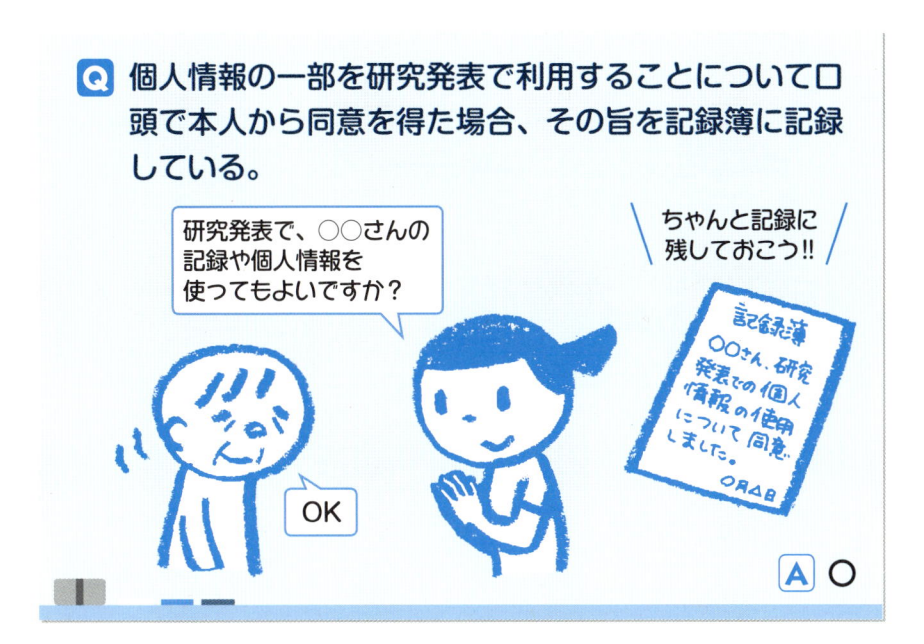

　個人情報取扱事業者が個人データの第三者提供をするためには、あらかじめ本人の同意を得るのが原則です。したがって、サービス開始時の個人情報の利用についての同意とは別に、たとえば調査や研究、アンケート協力、地域活動との連携などに活用したいような場合、あらためて本人に同意を得る必要があります。同意を得るのは口頭でも構いませんが、「誰に、何の目的で、どのような情報を提供する」ことについて同意を得たか、きちんと記録を残さなければいけません。

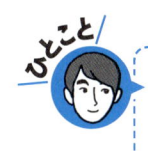

　　あとで「言った、言わない」のトラブル防止のためにも大切です。その記録自体を残した職員の署名も忘れずに。

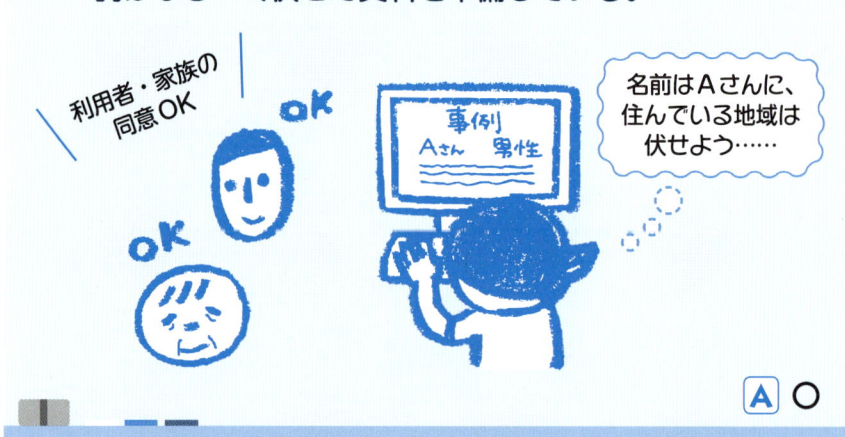

地域ケア会議は、全国各地で様々な形で開催され、参加者も多様です。本人の抱えている問題が複雑で、支援が難しいケースが取り上げられることも多く、そこでは非常にデリケートな本人や家族などの状況が、生活歴や背景まで含めて公表され、支援方法が検討されることもあります。そのため、会議への事例提供と参加について、事前に本人や家族と相談し、了解を得たうえで話を進めることが必要です。

会議の冒頭で個人情報の取り扱いについて注意を喚起するとともに、事例資料などはナンバリングして会議後に回収するなど工夫します。

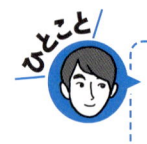

地域ケア会議の関係者には守秘義務が課せられており、違反すれば罰則も適用されます。参加者には、守秘義務に関する誓約書に署名してもらうことも検討しましょう。

こんなときに注意！
近隣者など地域の人との関わり

　医療・介護の必要な人の在宅生活を支えるために、地域の見守りやサポートが大きな力になります。その一方で、個人の知られたくない事情が、隣人などに伝わってしまい、クレームにつながることもあります。たとえば、

- 訪問介護員が、利用者の家族と親しい隣人から「あのお宅、ご主人が胃がんの手術で大変らしいですね」と話しかけられ、何気なく「そうですね」と答えたところ、家族から「手術のことを隣人に漏らした」とクレームを受けた。

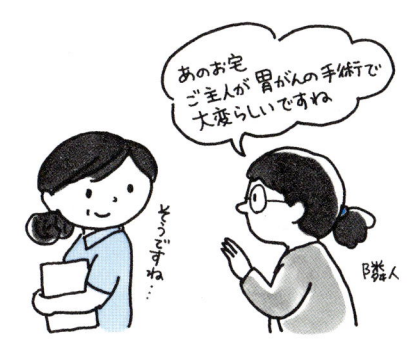

＊このような場合、隣人に対しどう答えるのが適切だったでしょうか。

　「私はヘルパーですので、ご利用者様の個人情報についてお答えすることはできないのです」

　普段から「これは個人情報に該当しないか」につきセンサーを張り巡らせ、敏感になっておきましょう。利用者との世間話、噂話などでも注意が必要です。

＊家族からこのようなクレームがあった場合、どう対応すればよいでしょうか。

　そのヘルパーが確かに「そうですね」と答えたかにつき事実経緯を確認し、事実であれば事業所として、ヘルパー当人と共に謝罪します。結果論になりますが、こうなった以上「個人情報について意識が足りなかった」といわざるを得ません。再発防止に向け研修を実施するなどしましょう。

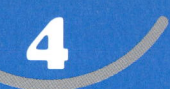

4 個人情報保護法についての職員研修とマニュアル整備

Q 職員に対し、入職時に個人情報保護に関する資料を配布し、必ず読むように指導している。

これ、読んでおいてね!

はい!

個人情報保護について

Ⓐ △

　何もやらないよりはましですが、設問のように職員に単に資料を渡すだけでは、万が一、情報の漏えいなどが問題になったとき、「監督不行き届き」で事業者がお咎めを受ける可能性があります。

　医師や看護職、介護職には、資格法や介護保険法において、就業中だけでなく離職後も含め、守秘義務が課せられています。個人情報取扱事業者には、雇用契約や就業規則にも個人情報保護についての規定を盛り込み、定期的な教育研修を実施する責務があります。

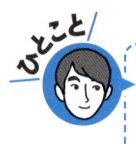

ひとこと

　個人情報とは何か、なぜ個人情報を保護しなければならないのかといった根本部分をしっかり理解してもらうよう努めましょう。

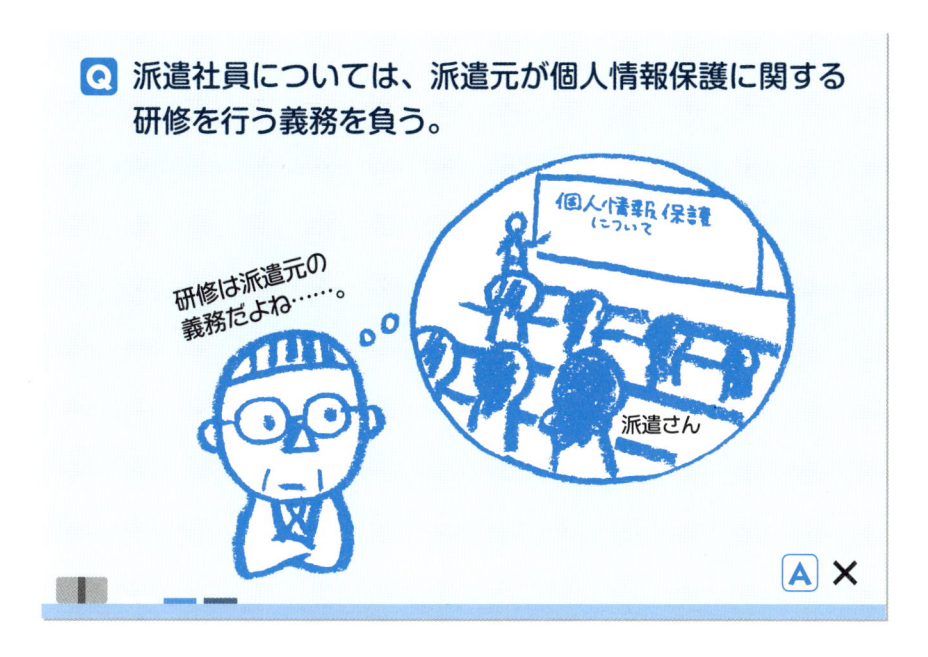

　個人情報取扱事業者は、「従業者」が個人データを漏えい、棄損、紛失することのないよう、必要な安全管理措置を講じることが規定されています。この「従業者」には、事務所と常勤やパート契約を結んでいる医療資格者や介護職だけでなく、派遣労働者、パートで事務や施設清掃などを請け負っている業者からのスタッフ、非常勤の理事など、その事業者のもとで業務に従事する人が、雇用関係のあるなしに関係なくすべて含まれます。よって正解は「派遣先が」義務を負う、ということになります。

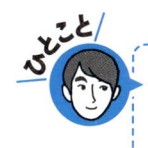

　厳しいようですが、派遣職員の教育は派遣先の責任、と心得ましょう。

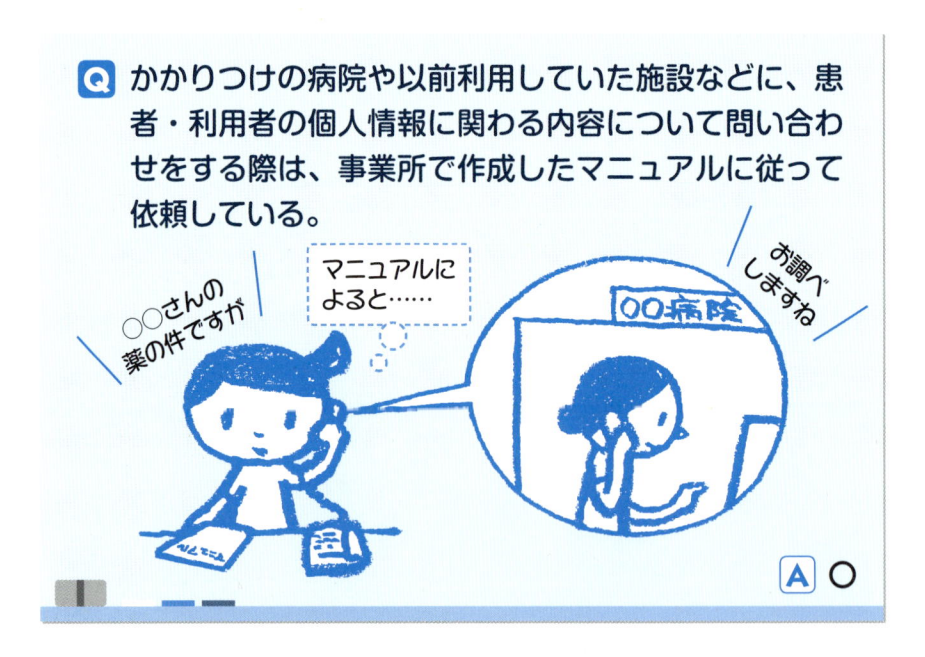

かかりつけの病院や以前利用していた施設などに、患者・利用者の個人情報に関わる内容について問い合わせをする際は、事業所で作成したマニュアルに従って依頼している。

個人情報の提供を受けたい場合についての話です。利用目的、提供を受けたい個人情報の項目、提供方法など、同意を得るために必要な内容が漏れなく伝わるよう手順をマニュアルなどに整理しておくと、依頼する側もされる側も迷わずにすむのでスムーズです。

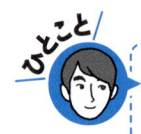

ひとこと

最終的には開示する側の方法により本人または家族に第三者提供の同意をとることになるので、多少時間を要する場合も多いことでしょう。時間的余裕をもって依頼するようにしましょう。

退職者の情報持ち出しに注意！

　個人情報保護法の改正で新設された「データベース提供罪」。たとえばケアマネジャーが事業所から独立するとき、利用者のリストをコピーして持ち出したら……？

　ケアマネジャー本人だけでなく、事業所（運営法人）まで罰せられることになります。ひとたび漏えいが発覚すると、事業者も「そんな規定は知らなかった」では済まされません。

　これからは個人情報のデータベースを持ちだしたら、即「犯罪になる」ことを、従業員にきちんと伝え誓約書を取得しておく必要があります。また、当該職員が辞める前後の時期は特に注意が必要です。担当の利用者の引き継ぎを確実に完了させ、一件ずつチェックするなどして利用者情報の管理を徹底しましょう。

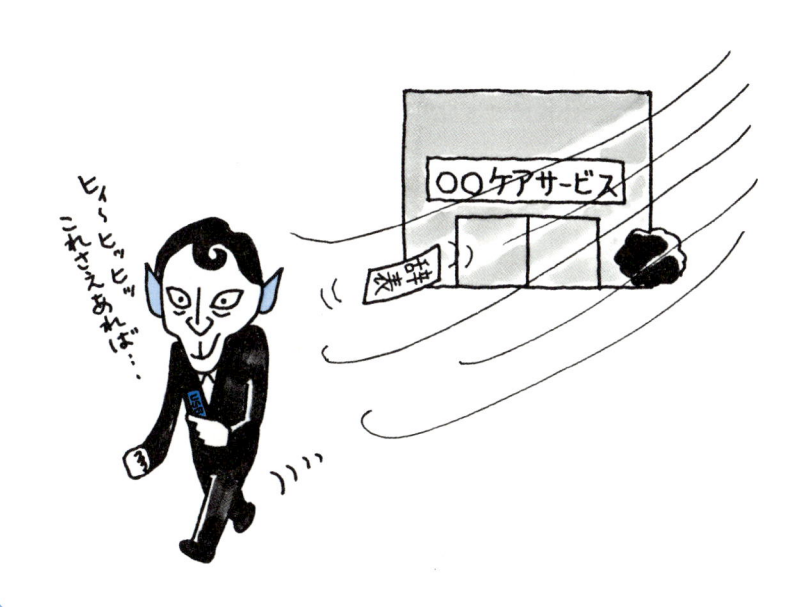

5

情報の取得と提供

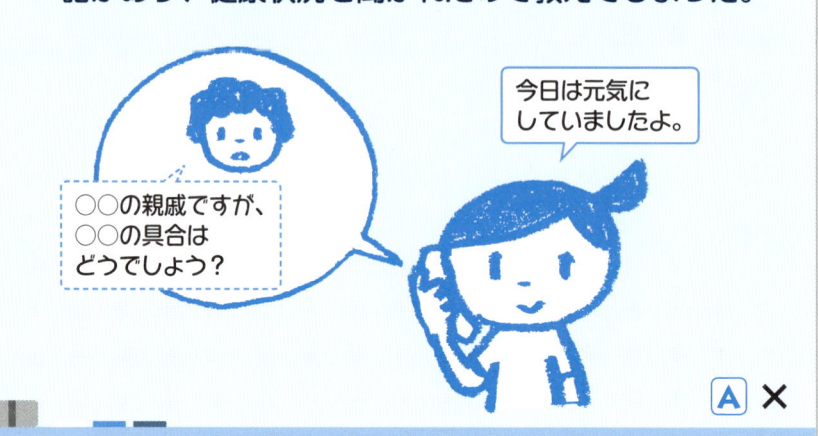

Q 患者・利用者のことをよく知る親戚を名乗る者から電話があり、健康状況を聞かれたので教えてしまった。

今日は元気にしていましたよ。

○○の親戚ですが、○○の具合はどうでしょう？

A ✕

　そもそも親戚かどうかも確証が持てないのに、安易に教えることは個人情報の漏えいに他なりません。

　親戚であったとしても、第三者からの問い合わせに当たるので、原則として本人の同意がなければ開示してはいけません。

　本人が認知症であれば、少なくともその身元引受人の同意が必要です。いずれにしても、事業所が勝手に判断すべきではありません。

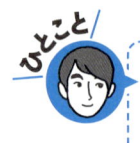

ひとこと

　本人に教えてよいか確認した場合、その回答を得た事実はきちんと記録に残しておきましょう。

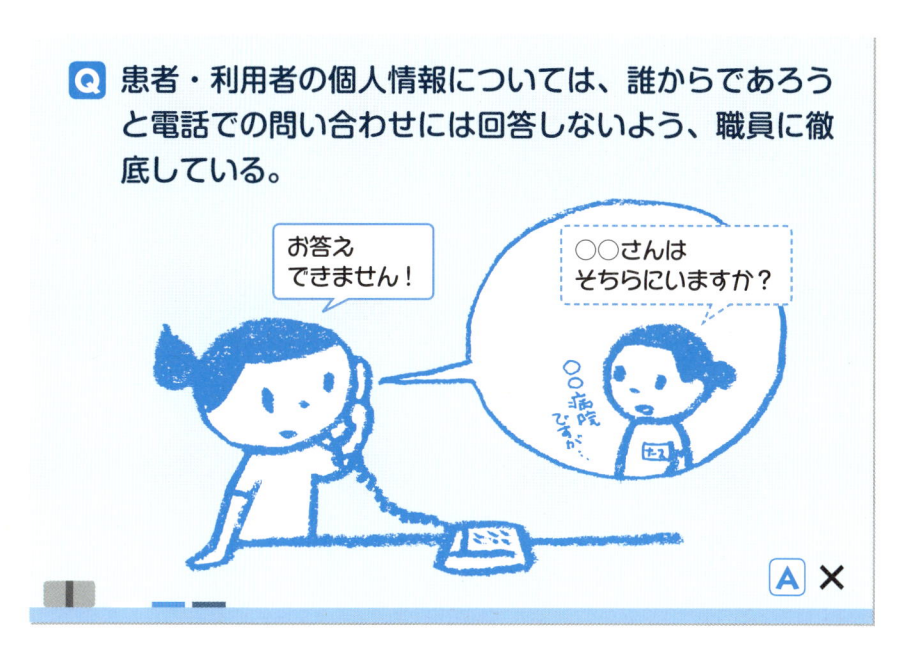

> **Q** 患者・利用者の個人情報については、誰からであろうと電話での問い合わせには回答しないよう、職員に徹底している。

　個人情報保護の徹底という意味では、誤りとは言い切れませんが、すべてシャットアウトすると今度は緊急時に対応できません。医療機関からの緊急の問い合わせや、行方不明時の警察からの確認にも、「教えられない」の一点張りだと、最悪その患者・利用者の命にかかわる恐れもあります。

　「第三者提供の例外」として、意識不明や身元不明、重度の認知症の患者・利用者について、緊急の診療が必要な場合の家族への病状説明や、災害時の安否確認への情報提供、国や自治体などが法令に定める事務を遂行することに協力する場合など、本人の同意なしで情報提供が可能とされています。

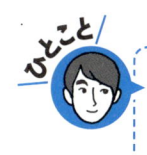

ひとこと

> 　事業所だけでなく、役所や社会福祉協議会などの公共機関も個人情報の開示に神経質になりすぎ、連携が阻害されているという話をよく聞きます。「過ぎたるは及ばざるが如し」の意識を共有し、真に患者・利用者の役に立てたいものです。

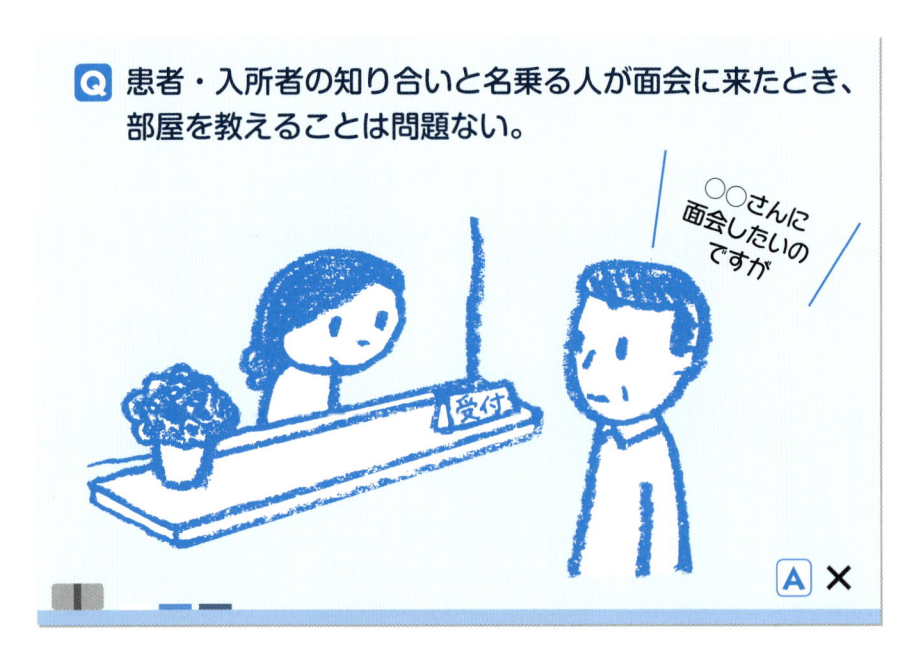

Q 患者・入所者の知り合いと名乗る人が面会に来たとき、部屋を教えることは問題ない。

○○さんに面会したいのですが

患者・入所者の氏名は個人情報なので、患者・入所者から「外部からの問い合わせへの回答をしないでほしい」と要望があった場合には、これに沿った対応が必要となります。

特にそのような申し出がなく、その人が入院・入所していることを前提に面会に来ていることが確かな場合は、部屋を教えることは問題ありませんが、あらかじめ、面会の問い合わせに答えてよいかを本人に確認しておくことが望ましいでしょう。一方、入院・入所の有無を含めた問い合わせに答えることは、問題となる場合があります。

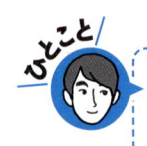

ひとこと

職員によって対応が異なることがないよう、マニュアルを整備し対応方法を決めておくことも必要です。受付に面会カードを導入し記載してもらうのもよいでしょう。

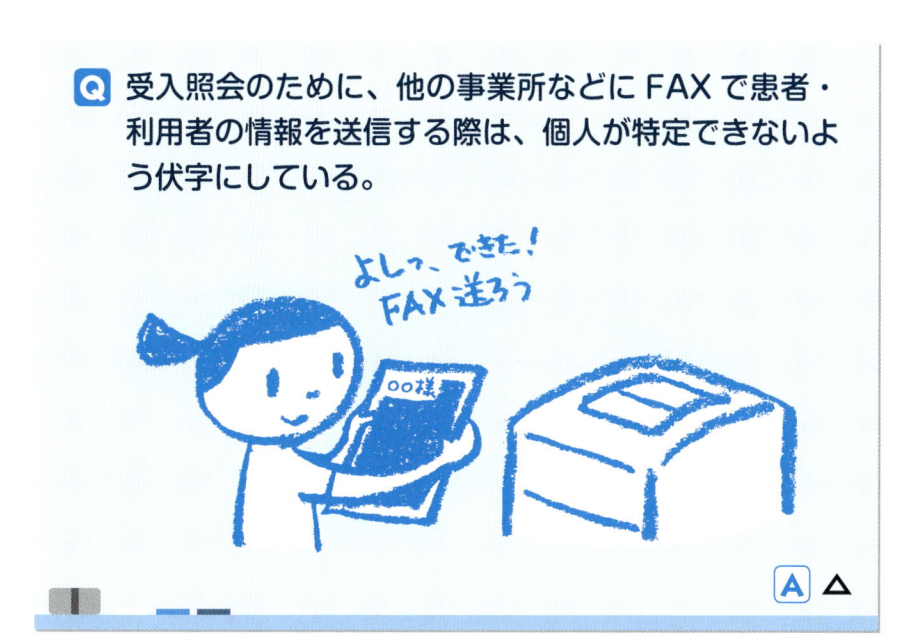

　万が一の流出に備え、一部伏字にすること自体は悪いことではありませんが、相手から見て個人が特定できないようであれば本末転倒です。

　サービス提供のためという目的内である以上、ある程度個人情報を知らせることが必要なので、匿名化は本来不要です。最悪、別人と取り違えてしまう危険もあるので匿名化はほどほどにしましょう。

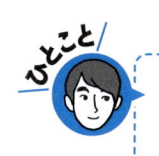

　FAX で情報を送信するにあたり、事前の先方への連絡、受け取りの確認、誤送信への注意を怠らず、必要以上の個人情報を送らない配慮も大切です。

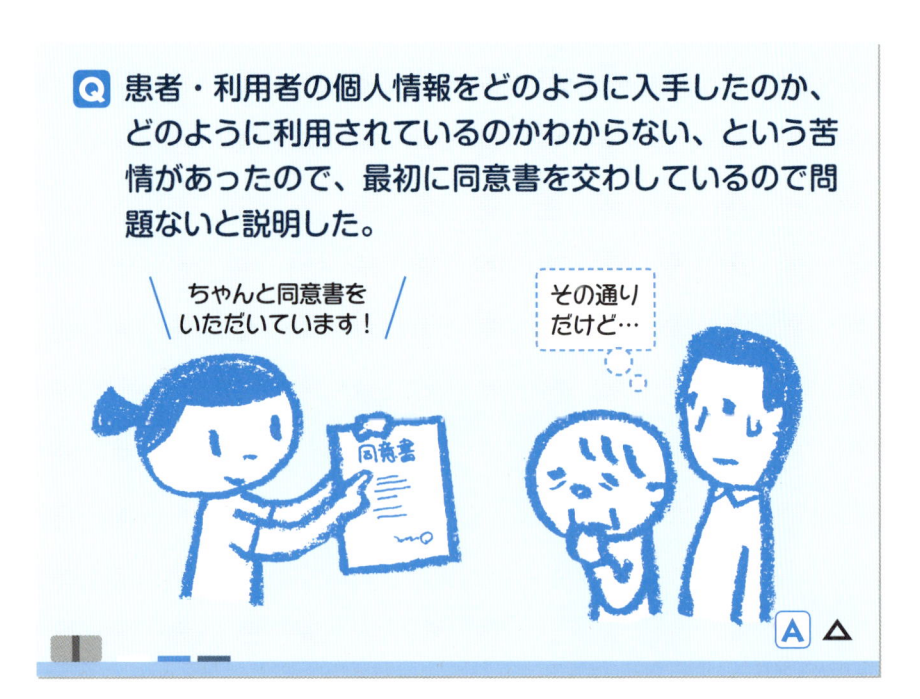

Q 患者・利用者の個人情報をどのように入手したのか、どのように利用されているのかわからない、という苦情があったので、最初に同意書を交わしているので問題ないと説明した。

ちゃんと同意書をいただいています！

その通りだけど…

A △

　同意書さえ取れば全く問題ない、とするスタンスではいけません。個人情報に関して苦情があるということは、何か不安や疑念を感じさせるきっかけがあったと考えられるので、「同意書がある」で片づけてしまわず、責任者が具体的に話を聞き、事業者としての対応をとることが必要です。

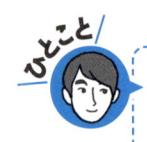

ひとこと

　個人情報の利用目的については、なるべく具体的に記載し、誰でも見ることのできる場所（施設内やホームページなど）に掲示する必要があります。

個人情報保護と
緊急時の対応

　個人情報保護に関するトラブル事例として、頻繁に聞かれるのが、緊急時の対応に関するものです。たとえば、

- 訪問時、患者・利用者の状態が悪化したので救急隊を要請した。到着した救急隊から家族の連絡先を聞かれたが、家族も成年後見人もいない人だった
- 突然、利用者の具合が悪くなり救急搬送したが、家族関係が複雑らしく、本人から家族には連絡しないでほしいと言われた
- 担当ケアマネジャーが休みの日に、利用者がショートステイ先から抜け出し、警察から本人の身元確認と家族の連絡先について問合せがあった

　本人の意思を尊重することは大切ですが、生命にかかわるような緊急の場合や、身体・財産の保護に必要な場合は、例外として本人の同意なしに個人情報を提供できることになっています。個人情報保護にとらわれすぎて、患者・利用者の不利益にならないよう、そのような場合の対応について従業者に伝えておきましょう。

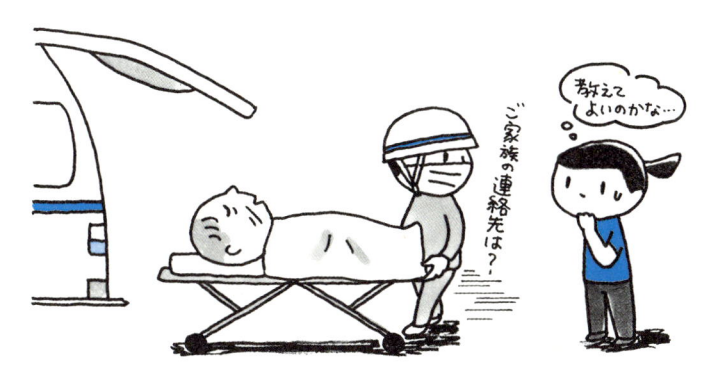

情報の漏えい・紛失

Q 担当している患者・利用者の情報が入っているタブレットをどこかに置き忘れてしまい見つからない場合、事業所の個人情報取扱責任者に報告し、患者・利用者、家族、警察に連絡する。

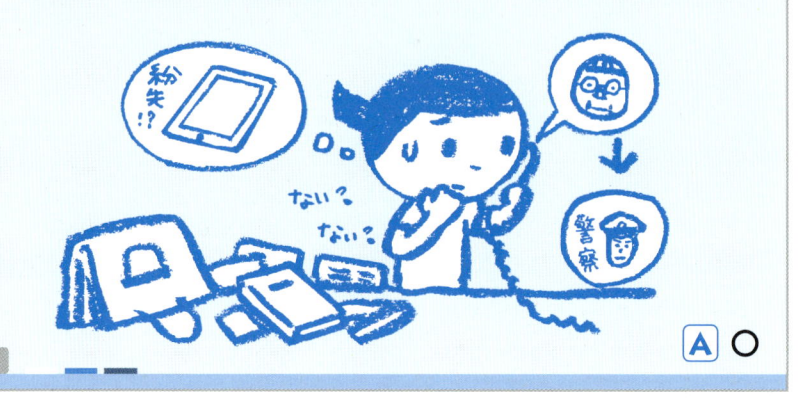

A ○

　個人情報は患者・利用者の大切な財産です。もし事業所外で紛失したら、本人、家族、警察、担当ケアマネジャー、市町村窓口など、関係者にすみやかに連絡します。また、お詫びに加え、経過や今後の対策を書面で提出するなど、フォロー体制をきちんと整えることが大切です。

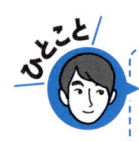

ひとこと

　場合によってはマスコミ報道されるかもしれず、患者・利用者への損害賠償も必要になるかもしれません。紛失に備えタブレットなどには必ずパスワードを設定しましょう。

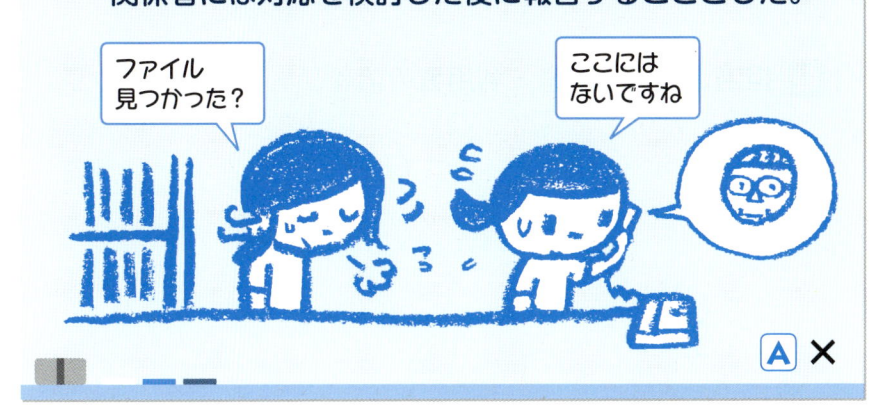

　事業所内での紛失は、なるべくなら大ごとにしたくない意識がはたらきますが、盗難・漏えいという事態を隠蔽してはいけません。傷口を広げます。本人、家族、担当ケアマネジャーなど、関係者へすみやかに連絡し、個人情報取扱責任者が中心となって経緯を調べ、報告と対応策の検討を並行して進めましょう。

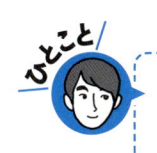

　もし紛失したファイルが見つからなければ、新たに作り直さなければならないので、万が一に備えたバックアップの準備も必要です。

SNSに油断は禁物

　Facebook、Twitter、LINE をはじめ、気軽に情報のやりとりができる SNS（ソーシャル・ネットワーキング・サービス）は、いまや事業所内の職員間の情報交換、患者・利用者、家族とのコミュニケーションなど幅広く活用されています。

　SNS は、タイムリーな情報提供やネットワークづくりの推進といった長所がある一方、医療・介護分野は、機密性の高い情報、配慮の必要な情報も多いため、プライベートなやりとりのつもりが、気がついたら拡散していたり、グループを限定していたつもりが、うっかり誤送信したり、といった危険と常に背中合わせです。

　訪問看護や訪問介護、居宅介護支援は、外出の多い現場。多職種連携にも便利なネットワークツールをうまく活用することで、患者・利用者へのサービス向上も期待できますが、個人情報が漏えいするようなことが起これば、「うっかり」では済まされません。

　事業所としての方針を決め、もし活用するのであれば、ビジネスコミュニケーションアプリを使うなど、十分対策を講じておきましょう。また私物のタブレットや携帯電話などが持ち込み禁止（BYOD の禁止）になったことは前述のとおりです（p62 参照）。

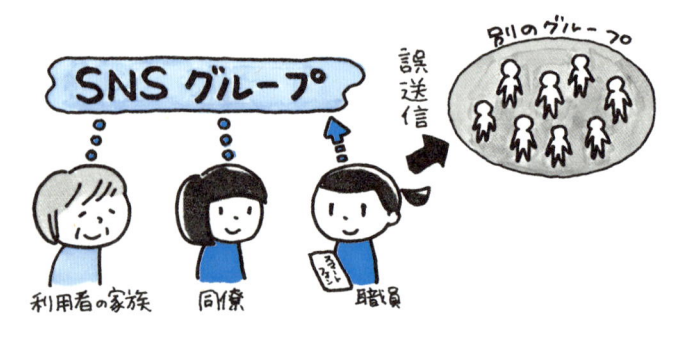

● 参考文献

1) 個人情報保護委員会. 個人情報の保護に関する法律についてのガイドライン（通則編） 平成 28 年 11 月（平成 29 年 3 月一部改正）. 〈https://www.ppc.go.jp/files/pdf/guidelines01.pdf〉〈2017-08-31〉

2) 事業者における特定個人情報の漏えい事案等が発生した場合の対応について（平成 27 年特定個人情報保護委員会告示第 2 号）. 〈https://www.ppc.go.jp/files/pdf/roueitaiou_jigyosha.pdf〉〈2017-08-31〉

3) 特定個人情報の漏えい事案等が発生した場合の報告について（概略資料）. 〈https://www.ppc.go.jp/files/pdf/roueitaiou_gaiyo.pdf〉〈2017-08-31〉

4) 個人情報保護委員会, 厚生労働省. 医療・介護関係事業者における個人情報の適切な取扱いのためのガイダンス 平成 29 年 4 月 14 日. 〈https://www.ppc.go.jp/files/pdf/iryoukaigo_guidance.pdf〉〈2017-08-31〉

事業者のための チェックリスト

〈事業者の取組姿勢〉

☐ 個人情報の取り扱い指針や対応姿勢について、患者・利用者に周知していますか？

☐ 個人情報の取り扱いについて従業者が守るべきルールを決めていますか？

☐ 個人情報保護の管理責任者を定めていますか？

〈個人情報の取得・利用〉

☐ 個人情報の利用目的を特定していますか？

☐ 個人情報の取得は利用目的を達成させるために最低限必要なものにしていますか？

☐ 個人情報の利用目的を患者・利用者が理解できる方法で公表・通知していますか？

☐ 個人情報は本人または身元引受人の同意を得て取得していますか？

☐ 偽りなどの不正な手段で個人情報を取得していませんか？

☐ 取得した個人情報を利用目的の範囲を超えて使ってはいけないことを従業者に周知していますか？

☐ 個人データは正確かつ最新の内容に保つよう努めていますか？

☐ 外部の講習会（勉強会）などで、患者・利用者情報を使う際のルールは決めていますか？

〈安全管理措置〉

☐ 個人情報の保護のために必要なルールは決めていますか？

☐ 個人情報の取り扱いについて従業者への研修は行っていますか？

☐ 従業者に、就業期間中から退職後も含めて守秘義務を守らせるような就業規則になっていますか？

☐ 個人情報を適切に保管するためのルールは決めていますか？

☐ 個人データの取り扱いについて、漏えい防止などを含めた体制が整備されていますか？

- ☐ 個人データが漏えいした場合の対応を決めていますか？
- ☐ 不要になった個人データは速やかに破棄していますか？
- ☐ 死亡した患者・利用者の個人情報につき、生存時と同等の安全管理措置を講じていますか？
- ☐ 個人情報の取り扱いを外部の業者に委託する場合、自施設で行う安全管理措置と同等の措置が行える業者を選んでいますか？
- ☐ 委託先の業務が適切に行われていることを、定期的に確認していますか？

〈第三者提供〉

- ☐ 個人データを本人の同意なく、第三者に伝えてはいけないことを従業者に徹底していますか？
- ☐ 本人の意思確認ができず、生命や身体保護のために必要である場合などは、取得や開示につき同意が不要であることについて、従業者に周知していますか？
- ☐ 他の医療機関との連携のために、個人情報を提供する場合があることを患者・利用者に周知していますか？

〈開示等の手続き・苦情解決〉

- ☐ 患者・利用者から、個人情報の開示、訂正・削除などの請求があった場合の対応についてルールを決めていますか？
- ☐ 個人情報に関する問い合わせや苦情に対する窓口を設置していますか？
- ☐ 個人情報に関する問い合わせや苦情への担当者を決めていますか？
- ☐ 個人情報に関する問い合わせや苦情に対する窓口について、患者・利用者に周知していますか？
- ☐ 苦情解決について、対応する体制が整っていますか？

●参考文献

一般社団法人シルバーサービス振興会. 介護サービス事業所における個人情報保護への取り組みに関する調査研究事業報告書. 2007, 11-2. (http://www.espa.or.jp/surveillance/pdf/surveillance/h18/h18_04report_all.pdf) 〈2017-8-25〉

個人情報の保護に関する法律　条文

第1章　総則

（目的）

第1条　この法律は、高度情報通信社会の進展に伴い個人情報の利用が著しく拡大していることに鑑み、個人情報の適正な取扱いに関し、基本理念及び政府による基本方針の作成その他の個人情報の保護に関する施策の基本となる事項を定め、国及び地方公共団体の責務等を明らかにするとともに、個人情報を取り扱う事業者の遵守すべき義務等を定めることにより、個人情報の適正かつ効果的な活用が新たな産業の創出並びに活力ある経済社会及び豊かな国民生活の実現に資するものであることその他の個人情報の有用性に配慮しつつ、個人の権利利益を保護することを目的とする。

（定義）

第2条　この法律において「個人情報」とは、生存する個人に関する情報であって、次の各号のいずれかに該当するものをいう。

一　当該情報に含まれる氏名、生年月日その他の記述等（文書、図画若しくは電磁的記録（電磁的方式（電子的方式、磁気的方式その他人の知覚によっては認識することができない方式をいう。次項第2号において同じ。）で作られる記録をいう。第18条第2項において同じ。）に記載さ

れ、若しくは記録され、又は音声、動作その他の方法を用いて表された一切の事項（個人識別符号を除く。）をいう。以下同じ。）により特定の個人を識別することができるもの（他の情報と容易に照合することができ、それにより特定の個人を識別することができることとなるものを含む。）

二　個人識別符号が含まれるもの

2　この法律において「個人識別符号」とは、次の各号のいずれかに該当する文字、番号、記号その他の符号のうち、政令で定めるものをいう。

一　特定の個人の身体の一部の特徴を電子計算機の用に供するために変換した文字、番号、記号その他の符号であって、当該特定の個人を識別することができるもの

二　個人に提供される役務の利用若しくは個人に販売される商品の購入に関し割り当てられ、又は個人に発行されるカードその他の書類に記載され、若しくは電磁的方式により記録された文字、番号、記号その他の符号であって、その利用者若しくは購入者又は発行を受ける者ごとに異なるものとなるように割り当てられ、又は記載され、若しくは記録されることにより、特定の利用者若しくは購入者又は発行を受ける者を識別することができるもの

3　この法律において「要配慮個人情報」とは、本人の人種、信条、社会的身分、病歴、犯罪の経歴、犯罪により害を被った事実その他本人に対する不当な差別、偏見その他の不利益が生じないようにその取扱いに特に配慮を要するものとして政令で定める記述等が含まれる個人情報をいう。

4　この法律において「個人情報データベース等」とは、個人情報を含む情報の集合物であって、次に掲げるもの（利用方法からみて個人の権利利益を害するおそれが少ないものとして政令で定めるものを除く。）をいう。

一　特定の個人情報を電子計算機を用いて検索することができるように体系的に構成したもの

二　前号に掲げるもののほか、特定の個人情報を容易に検索することができるように体系的に構成したものとして政令で定めるもの

5　この法律において「個人情報取扱事業者」とは、個人情報データベース等を事業の用に供している者をいう。ただし、次に掲げる者を除く。

一　国の機関

二　地方公共団体

三　独立行政法人等（独立行政法人等の保有する個人情報の保護に関する法律（平成15年法律第59号）第2条1項に規定する独立行政法人等をいう。以下同じ。）

四　地方独立行政法人（地方独立行政法人法（平成15年法律第118号）第2条第1項に規定する地方独立行政法人をいう。以下同じ。）

6　この法律において「個人データ」とは、個人情報データベース等を構成する個人情報をいう。

7　この法律において「保有個人データ」とは、個人情報取扱事業者が、開示、内容の訂正、追加又は削除、利用の停止、消去及び第三者への提供の停止を行うことのできる権限を有する個人データであって、その存否が明らかになることにより公益その他の利益が害されるものとして政令で定めるもの又は1年以内の政令で定める期間以内に消去することとなるもの以外のものをいう。

8　この法律において個人情報について「本人」とは、個人情報によって識別される特定の個人をいう。

9　この法律において「匿名加工情報」とは、次の各号に掲げる個人情報の区分に応じて当該各号に定める措置を講じて特定の個人を識別することができないように個人情報を加工して得られる個人に関する情報であって、当該個人情報を復元することができないようにしたものをいう。

一　第1項第1号に該当する個人情報　当該個人情報に含まれる記述等の一部を削除すること（当該一部の記述等を復元することのできる規則性を有しない方法により他の記述等に置き換えることを含む。）。

二　第1項第2号に該当する個人情報　当該個人情報に含まれる個人識別符号の全部を削除すること（当該個人識別符号を復元することのできる規則性を有しない方法により他の記述等に置き換えることを含む。）。

10　この法律において「匿名加工情報取扱事業者」とは、匿名加工情報を含む情報の集

合物であって、特定の匿名加工情報を電子計算機を用いて検索することができるように体系的に構成したものその他特定の匿名加工情報を容易に検索することができるように体系的に構成したものとして政令で定めるもの（第36条第1項において「匿名加工情報データベース等」という。）を事業の用に供している者をいう。ただし、第5項各号に掲げる者を除く。

（基本理念）

第3条 個人情報は、個人の人格尊重の理念の下に慎重に取り扱われるべきものであることにかんがみ、その適正な取扱いが図られなければならない。

第2章 国及び地方公共団体の責務等

（国の責務）

第4条 国は、この法律の趣旨にのっとり、個人情報の適正な取扱いを確保するために必要な施策を総合的に策定し、及びこれを実施する責務を有する。

（地方公共団体の責務）

第5条 地方公共団体は、この法律の趣旨にのっとり、その地方公共団体の区域の特性に応じて、個人情報の適正な取扱いを確保するために必要な施策を策定し、及びこれを実施する責務を有する。

（法制上の措置等）

第6条 政府は、個人情報の性質及び利用方法に鑑み、個人の権利利益の一層の保護を図るため特にその適正な取扱いの厳格な実施を確保する必要がある個人情報について、保護のための格別の措置が講じられるよう必要な法制上の措置その他の措置を講

ずるとともに、国際機関その他の国際的な枠組みへの協力を通じて、各国政府と共同して国際的に整合のとれた個人情報に係る制度を構築するために必要な措置を講ずるものとする。

第3章 個人情報の保護に関する施策等

第1節 個人情報の保護に関する基本方針

第7条 政府は、個人情報の保護に関する施策の総合的かつ一体的な推進を図るため、個人情報の保護に関する基本方針（以下「基本方針」という。）を定めなければならない。

2 基本方針は、次に掲げる事項について定めるものとする。

一 個人情報の保護に関する施策の推進に関する基本的な方向

二 国が講ずべき個人情報の保護のための措置に関する事項

三 地方公共団体が講ずべき個人情報の保護のための措置に関する基本的な事項

四 独立行政法人等が講ずべき個人情報の保護のための措置に関する基本的な事項

五 地方独立行政法人が講ずべき個人情報の保護のための措置に関する基本的な事項

六 個人情報取扱事業者及び匿名加工情報取扱事業者並びに第50条第1項に規定する認定個人情報保護団体が講ずべき個人情報の保護のための措置に関する基本的な事項

七 個人情報の取扱いに関する苦情の円滑な処理に関する事項

八 その他個人情報の保護に関する施策の

推進に関する重要事項

3　内閣総理大臣は、個人情報保護委員会が作成した基本方針の案について閣議の決定を求めなければならない。

4　内閣総理大臣は、前項の規定による閣議の決定があったときは、遅滞なく、基本方針を公表しなければならない。

5　前二項の規定は、基本方針の変更について準用する。

第2節　国の施策

（地方公共団体等への支援）

第8条　国は、地方公共団体が策定し、又は実施する個人情報の保護に関する施策及び国民又は事業者等が個人情報の適正な取扱いの確保に関して行う活動を支援するため、情報の提供、事業者等が講ずべき措置の適切かつ有効な実施を図るための指針の策定その他の必要な措置を講ずるものとする。

（苦情処理のための措置）

第9条　国は、個人情報の取扱いに関し事業者と本人との間に生じた苦情の適切かつ迅速な処理を図るために必要な措置を講ずるものとする。

（個人情報の適正な取扱いを確保するための措置）

第10条　国は、地方公共団体との適切な役割分担を通じ、次章に規定する個人情報取扱事業者による個人情報の適正な取扱いを確保するために必要な措置を講ずるものとする。

第3節　地方公共団体の施策

（地方公共団体等が保有する個人情報の保護）

第11条　地方公共団体は、その保有する個人情報の性質、当該個人情報を保有する目的等を勘案し、その保有する個人情報の適正な取扱いが確保されるよう必要な措置を講ずることに努めなければならない。

2　地方公共団体は、その設立に係る地方独立行政法人について、その性格及び業務内容に応じ、その保有する個人情報の適正な取扱いが確保されるよう必要な措置を講ずることに努めなければならない。

（区域内の事業者等への支援）

第12条　地方公共団体は、個人情報の適正な取扱いを確保するため、その区域内の事業者及び住民に対する支援に必要な措置を講ずるよう努めなければならない。

（苦情の処理のあっせん等）

第13条　地方公共団体は、個人情報の取扱いに関し事業者と本人との間に生じた苦情が適切かつ迅速に処理されるようにするため、苦情の処理のあっせんその他必要な措置を講ずるよう努めなければならない。

第4節　国及び地方公共団体の協力

第14条　国及び地方公共団体は、個人情報の保護に関する施策を講ずるにつき、相協力するものとする。

第4章　個人情報取扱事業者の義務等

第1節　個人情報取扱事業者の義務

（利用目的の特定）

第15条　個人情報取扱事業者は、個人情報を取り扱うに当たっては、その利用の目的（以下「利用目的」という。）をできる限り特定しなければならない。

2　個人情報取扱事業者は、利用目的を変更する場合には、変更前の利用目的と関連性を有すると合理的に認められる範囲を超え

て行ってはならない。

（利用目的による制限）

第 16 条 個人情報取扱事業者は、あらかじめ本人の同意を得ないで、前条の規定により特定された利用目的の達成に必要な範囲を超えて、個人情報を取り扱ってはならない。

2 個人情報取扱事業者は、合併その他の事由により他の個人情報取扱事業者から事業を承継することに伴って個人情報を取得した場合は、あらかじめ本人の同意を得ないで、承継前における当該個人情報の利用目的の達成に必要な範囲を超えて、当該個人情報を取り扱ってはならない。

3 前二項の規定は、次に掲げる場合については、適用しない。

一 法令に基づく場合

二 人の生命、身体又は財産の保護のために必要がある場合であって、本人の同意を得ることが困難であるとき。

三 公衆衛生の向上又は児童の健全な育成の推進のために特に必要がある場合であって、本人の同意を得ることが困難であるとき。

四 国の機関若しくは地方公共団体又はその委託を受けた者が法令の定める事務を遂行することに対して協力する必要がある場合であって、本人の同意を得ることにより当該事務の遂行に支障を及ぼすおそれがあるとき。

（適正な取得）

第 17 条 個人情報取扱事業者は、偽りその他不正の手段により個人情報を取得してはならない。

2 個人情報取扱事業者は、次に掲げる場合

を除くほか、あらかじめ本人の同意を得ないで、要配慮個人情報を取得してはならない。

一 法令に基づく場合

二 人の生命、身体又は財産の保護のために必要がある場合であって、本人の同意を得ることが困難であるとき。

三 公衆衛生の向上又は児童の健全な育成の推進のために特に必要がある場合であって、本人の同意を得ることが困難であるとき。

四 国の機関若しくは地方公共団体又はその委託を受けた者が法令の定める事務を遂行することに対して協力する必要がある場合であって、本人の同意を得ることにより当該事務の遂行に支障を及ぼすおそれがあるとき。

五 当該要配慮個人情報が、本人、国の機関、地方公共団体、第 76 条第 1 項各号に掲げる者その他個人情報保護委員会規則で定める者により公開されている場合

六 その他前各号に掲げる場合に準ずるものとして政令で定める場合

（取得に際しての利用目的の通知等）

第 18 条 個人情報取扱事業者は、個人情報を取得した場合は、あらかじめその利用目的を公表している場合を除き、速やかに、その利用目的を、本人に通知し、又は公表しなければならない。

2 個人情報取扱事業者は、前項の規定にかかわらず、本人との間で契約を締結することに伴って契約書その他の書面（電磁的記録を含む。以下この項において同じ。）に記載された当該本人の個人情報を取得する場合その他本人から直接書面に記載された

当該本人の個人情報を取得する場合は、あらかじめ、本人に対し、その利用目的を明示しなければならない。ただし、人の生命、身体又は財産の保護のために緊急に必要がある場合は、この限りでない。

3　個人情報取扱事業者は、利用目的を変更した場合は、変更された利用目的について、本人に通知し、又は公表しなければならない。

4　前三項の規定は、次に掲げる場合については、適用しない。

一　利用目的を本人に通知し、又は公表することにより本人又は第三者の生命、身体、財産その他の権利利益を害するおそれがある場合

二　利用目的を本人に通知し、又は公表することにより当該個人情報取扱事業者の権利又は正当な利益を害するおそれがある場合

三　国の機関又は地方公共団体が法令の定める事務を遂行することに対して協力する必要がある場合であって、利用目的を本人に通知し、又は公表することにより当該事務の遂行に支障を及ぼすおそれがあるとき。

四　取得の状況からみて利用目的が明らかであると認められる場合

（データ内容の正確性の確保等）

第19条　個人情報取扱事業者は、利用目的の達成に必要な範囲内において、個人データを正確かつ最新の内容に保つとともに、利用する必要がなくなったときは、当該個人データを遅滞なく消去するよう努めなければならない。

（安全管理措置）

第20条　個人情報取扱事業者は、その取り扱う個人データの漏えい、滅失又はき損の防止その他の個人データの安全管理のために必要かつ適切な措置を講じなければならない。

（従業者の監督）

第21条　個人情報取扱事業者は、その従業者に個人データを取り扱わせるに当たっては、当該個人データの安全管理が図られるよう、当該従業者に対する必要かつ適切な監督を行わなければならない。

（委託先の監督）

第22条　個人情報取扱事業者は、個人データの取扱いの全部又は一部を委託する場合は、その取扱いを委託された個人データの安全管理が図られるよう、委託を受けた者に対する必要かつ適切な監督を行わなければならない。

（第三者提供の制限）

第23条　個人情報取扱事業者は、次に掲げる場合を除くほか、あらかじめ本人の同意を得ないで、個人データを第三者に提供してはならない。

一　法令に基づく場合

二　人の生命、身体又は財産の保護のために必要がある場合であって、本人の同意を得ることが困難であるとき。

三　公衆衛生の向上又は児童の健全な育成の推進のために特に必要がある場合であって、本人の同意を得ることが困難であるとき。

四　国の機関若しくは地方公共団体又はその委託を受けた者が法令の定める事務を遂行することに対して協力する必要がある場合であって、本人の同意を得ること

により当該事務の遂行に支障を及ぼすおそれがあるとき。

2 個人情報取扱事業者は、第三者に提供される個人データ（要配慮個人情報を除く。以下この項において同じ。）について、本人の求めに応じて当該本人が識別される個人データの第三者への提供を停止することとしている場合であって、次に掲げる事項について、個人情報保護委員会規則で定めるところにより、あらかじめ、本人に通知し、又は本人が容易に知り得る状態に置くとともに、個人情報保護委員会に届け出たときは、前項の規定にかかわらず、当該個人データを第三者に提供することができる。

一 第三者への提供を利用目的とすること。

二 第三者に提供される個人データの項目

三 第三者への提供の方法

四 本人の求めに応じて当該本人が識別される個人データの第三者への提供を停止すること。

五 本人の求めを受け付ける方法

3 個人情報取扱事業者は、前項第２号、第３号又は第５号に掲げる事項を変更する場合は、変更する内容について、個人情報保護委員会規則で定めるところにより、あらかじめ、本人に通知し、又は本人が容易に知り得る状態に置くとともに、個人情報保護委員会に届け出なければならない。

4 個人情報保護委員会は、第２項の規定による届出があったときは、個人情報保護委員会規則で定めるところにより、当該届出に係る事項を公表しなければならない。前項の規定による届出があったときも、同様とする。

5 次に掲げる場合において、当該個人データの提供を受ける者は、前各項の規定の適用については、第三者に該当しないものとする。

一 個人情報取扱事業者が利用目的の達成に必要な範囲内において個人データの取扱いの全部又は一部を委託することに伴って当該個人データが提供される場合

二 合併その他の事由による事業の承継に伴って個人データが提供される場合

三 特定の者との間で共同して利用される個人データが当該特定の者に提供される場合であって、その旨並びに共同して利用される個人データの項目、共同して利用する者の範囲、利用する者の利用目的及び当該個人データの管理について責任を有する者の氏名又は名称について、あらかじめ、本人に通知し、又は本人が容易に知り得る状態に置いているとき。

6 個人情報取扱事業者は、前項第３号に規定する利用する者の利用目的又は個人データの管理について責任を有する者の氏名若しくは名称を変更する場合は、変更する内容について、あらかじめ、本人に通知し、又は本人が容易に知り得る状態に置かなければならない。

（外国にある第三者への提供の制限）

第24条 個人情報取扱事業者は、外国（本邦の域外にある国又は地域をいう。以下同じ。）（個人の権利利益を保護する上で我が国と同等の水準にあると認められる個人情報の保護に関する制度を有している外国として個人情報保護委員会規則で定めるものを除く。以下この条において同じ。）にある第三者（個人データの取扱いについてこの節の規定により個人情報取扱事業者が講

ずべきこととされている措置に相当する措置を継続的に講ずるために必要なものとして個人情報保護委員会規則で定める基準に適合する体制を整備している者を除く。以下この条において同じ。）に個人データを提供する場合には、前条第1項各号に掲げる場合を除くほか、あらかじめ外国にある第三者への提供を認める旨の本人の同意を得なければならない。この場合においては、同条の規定は、適用しない。

（第三者提供に係る記録の作成等）

第25条　個人情報取扱事業者は、個人データを第三者（第2条第5項各号に掲げる者を除く。以下この条及び次条において同じ。）に提供したときは、個人情報保護委員会規則で定めるところにより、当該個人データを提供した年月日、当該第三者の氏名又は名称その他の個人情報保護委員会規則で定める事項に関する記録を作成しなければならない。ただし、当該個人データの提供が第23条第1項各号又は第5項各号のいずれか（前条の規定による個人データの提供にあっては、第23条第1項各号のいずれか）に該当する場合は、この限りでない。

2　個人情報取扱事業者は、前項の記録を、当該記録を作成した日から個人情報保護委員会規則で定める期間保存しなければならない。

（第三者提供を受ける際の確認等）

第26条　個人情報取扱事業者は、第三者から個人データの提供を受けるに際しては、個人情報保護委員会規則で定めるところにより、次に掲げる事項の確認を行わなければならない。ただし、当該個人データの提供が第23条第1項各号又は第5項各号のいずれかに該当する場合は、この限りでない。

一　当該第三者の氏名又は名称及び住所並びに法人にあっては、その代表者（法人でない団体で代表者又は管理人の定めのあるものにあっては、その代表者又は管理人）の氏名

二　当該第三者による当該個人データの取得の経緯

2　前項の第三者は、個人情報取扱事業者が同項の規定による確認を行う場合において、当該個人情報取扱事業者に対して、当該確認に係る事項を偽ってはならない。

3　個人情報取扱事業者は、第1項の規定による確認を行ったときは、個人情報保護委員会規則で定めるところにより、当該個人データの提供を受けた年月日、当該確認に係る事項その他の個人情報保護委員会規則で定める事項に関する記録を作成しなければならない。

4　個人情報取扱事業者は、前項の記録を、当該記録を作成した日から個人情報保護委員会規則で定める期間保存しなければならない。

（保有個人データに関する事項の公表等）

第27条　個人情報取扱事業者は、保有個人データに関し、次に掲げる事項について、本人の知り得る状態（本人の求めに応じて遅滞なく回答する場合を含む。）に置かなければならない。

一　当該個人情報取扱事業者の氏名又は名称

二　全ての保有個人データの利用目的（第18条第4項第1号から第3号までに該

当する場合を除く。）

三　次項の規定による求め又は次条第1項、第29条第1項若しくは第30条第1項若しくは第3項の規定による請求に応じる手続（第33条第2項の規定により手数料の額を定めたときは、その手数料の額を含む。）

四　前三号に掲げるもののほか、保有個人データの適正な取扱いの確保に関し必要な事項として政令で定めるもの

2　個人情報取扱事業者は、本人から、当該本人が識別される保有個人データの利用目的の通知を求められたときは、本人に対し、遅滞なく、これを通知しなければならない。ただし、次の各号のいずれかに該当する場合は、この限りでない。

一　前項の規定により当該本人が識別される保有個人データの利用目的が明らかな場合

二　第18条第4項第1号から第3号までに該当する場合

3　個人情報取扱事業者は、前項の規定に基づき求められた保有個人データの利用目的を通知しない旨の決定をしたときは、本人に対し、遅滞なく、その旨を通知しなければならない。

（開示）

第28条　本人は、個人情報取扱事業者に対し、当該本人が識別される保有個人データの開示を請求することができる。

2　個人情報取扱事業者は、前項の規定による請求を受けたときは、本人に対し、政令で定める方法により、遅滞なく、当該保有個人データを開示しなければならない。ただし、開示することにより次の各号のいず

れかに該当する場合は、その全部又は一部を開示しないことができる。

一　本人又は第三者の生命、身体、財産その他の権利利益を害するおそれがある場合

二　当該個人情報取扱事業者の業務の適正な実施に著しい支障を及ぼすおそれがある場合

三　他の法令に違反することとなる場合

3　個人情報取扱事業者は、第1項の規定による請求に係る保有個人データの全部又は一部について開示しない旨の決定をしたとき又は当該保有個人データが存在しないときは、本人に対し、遅滞なく、その旨を通知しなければならない。

4　他の法令の規定により、本人に対し第2項本文に規定する方法に相当する方法により当該本人が識別される保有個人データの全部又は一部を開示することとされている場合には、当該全部又は一部の保有個人データについては、第1項及び第2項の規定は、適用しない。

（訂正等）

第29条　本人は、個人情報取扱事業者に対し、当該本人が識別される保有個人データの内容が事実でないときは、当該保有個人データの内容の訂正、追加又は削除（以下この条において「訂正等」という。）を請求することができる。

2　個人情報取扱事業者は、前項の規定による請求を受けた場合には、その内容の訂正等に関して他の法令の規定により特別の手続が定められている場合を除き、利用目的の達成に必要な範囲内において、遅滞なく必要な調査を行い、その結果に基づき、当

該保有個人データの内容の訂正等を行わなければならない。

3　個人情報取扱事業者は、第1項の規定による請求に係る保有個人データの内容の全部若しくは一部について訂正等を行ったとき、又は訂正等を行わない旨の決定をしたときは、本人に対し、遅滞なく、その旨（訂正等を行ったときは、その内容を含む。）を通知しなければならない。

（利用停止等）

第30条　本人は、個人情報取扱事業者に対し、当該本人が識別される保有個人データが第16条の規定に違反して取り扱われているとき又は第17条の規定に違反して取得されたものであるときは、当該保有個人データの利用の停止又は消去（以下この条において「利用停止等」という。）を請求することができる。

2　個人情報取扱事業者は、前項の規定による請求を受けた場合であって、その請求に理由があることが判明したときは、違反を是正するために必要な限度で、遅滞なく、当該保有個人データの利用停止等を行わなければならない。ただし、当該保有個人データの利用停止等に多額の費用を要する場合その他の利用停止等を行うことが困難な場合であって、本人の権利利益を保護するため必要なこれに代わるべき措置をとるときは、この限りでない。

3　本人は、個人情報取扱事業者に対し、当該本人が識別される保有個人データが第23条第1項又は第24条の規定に違反して第三者に提供されているときは、当該保有個人データの第三者への提供の停止を請求することができる。

4　個人情報取扱事業者は、前項の規定による請求を受けた場合であって、その請求に理由があることが判明したときは、遅滞なく、当該保有個人データの第三者への提供を停止しなければならない。ただし、当該保有個人データの第三者への提供の停止に多額の費用を要する場合その他の第三者への提供を停止することが困難な場合であって、本人の権利利益を保護するため必要なこれに代わるべき措置をとるときは、この限りでない。

5　個人情報取扱事業者は、第1項の規定による請求に係る保有個人データの全部若しくは一部について利用停止等を行ったとき若しくは利用停止等を行わない旨の決定をしたとき、又は第3項の規定による請求に係る保有個人データの全部若しくは一部について第三者への提供を停止したとき若しくは第三者への提供を停止しない旨の決定をしたときは、本人に対し、遅滞なく、その旨を通知しなければならない。

（理由の説明）

第31条　個人情報取扱事業者は、第27条第3項、第28条第3項、第29条第3項又は前条第5項の規定により、本人から求められ、又は請求された措置の全部又は一部について、その措置をとらない旨を通知する場合又はその措置と異なる措置をとる旨を通知する場合は、本人に対し、その理由を説明するよう努めなければならない。

（開示等の請求等に応じる手続）

第32条　個人情報取扱事業者は、第27条第2項の規定による求め又は第28条第1項、第29条第1項若しくは第30条第1項若しくは第3項の規定による請求（以下この

条及び第53条第1項において「開示等の請求等」という。）に関し、政令で定めるところにより、その求め又は請求を受け付ける方法を定めることができる。この場合において、本人は、当該方法に従って、開示等の請求等を行わなければならない。

2　個人情報取扱事業者は、本人に対し、開示等の請求等に関し、その対象となる保有個人データを特定するに足りる事項の提示を求めることができる。この場合において、個人情報取扱事業者は、本人が容易かつ的確に開示等の請求等をすることができるよう、当該保有個人データの特定に資する情報の提供その他本人の利便を考慮した適切な措置をとらなければならない。

3　開示等の請求等は、政令で定めるところにより、代理人によってすることができる。

4　個人情報取扱事業者は、前三項の規定に基づき開示等の請求等に応じる手続を定めるに当たっては、本人に過重な負担を課するものとならないよう配慮しなければならない。

（手数料）

第33条　個人情報取扱事業者は、第27条第2項の規定による利用目的の通知を求められたとき又は第28条第1項の規定による開示の請求を受けたときは、当該措置の実施に関し、手数料を徴収することができる。

2　個人情報取扱事業者は、前項の規定により手数料を徴収する場合は、実費を勘案して合理的であると認められる範囲内において、その手数料の額を定めなければならない。

（事前の請求）

第34条　本人は、第28条第1項、第29条第1項又は第30条第1項若しくは第3項の規定による請求に係る訴えを提起しようとするときは、その訴えの被告となるべき者に対し、あらかじめ、当該請求を行い、かつ、その到達した日から2週間を経過した後でなければ、その訴えを提起することができない。ただし、当該訴えの被告となるべき者がその請求を拒んだときは、この限りでない。

2　前項の請求は、その請求が通常到達すべきであった時に、到達したものとみなす。

3　前二項の規定は、第28条第1項、第29条第1項又は第30条第1項若しくは第3項の規定による請求に係る仮処分命令の申立てについて準用する。

（個人情報取扱事業者による苦情の処理）

第35条　個人情報取扱事業者は、個人情報の取扱いに関する苦情の適切かつ迅速な処理に努めなければならない。

2　個人情報取扱事業者は、前項の目的を達成するために必要な体制の整備に努めなければならない。

第2節　匿名加工情報取扱事業者等の義務
（匿名加工情報の作成等）

第36条　個人情報取扱事業者は、匿名加工情報（匿名加工情報データベース等を構成するものに限る。以下同じ。）を作成するときは、特定の個人を識別すること及びその作成に用いる個人情報を復元することができないようにするために必要なものとして個人情報保護委員会規則で定める基準に従い、当該個人情報を加工しなければならない。

2　個人情報取扱事業者は、匿名加工情報を

作成したときは、その作成に用いた個人情報から削除した記述等及び個人識別符号並びに前項の規定により行った加工の方法に関する情報の漏えいを防止するために必要なものとして個人情報保護委員会規則で定める基準に従い、これらの情報の安全管理のための措置を講じなければならない。

3　個人情報取扱事業者は、匿名加工情報を作成したときは、個人情報保護委員会規則で定めるところにより、当該匿名加工情報に含まれる個人に関する情報の項目を公表しなければならない。

4　個人情報取扱事業者は、匿名加工情報を作成して当該匿名加工情報を第三者に提供するときは、個人情報保護委員会規則で定めるところにより、あらかじめ、第三者に提供される匿名加工情報に含まれる個人に関する情報の項目及びその提供の方法について公表するとともに、当該第三者に対して、当該提供に係る情報が匿名加工情報である旨を明示しなければならない。

5　個人情報取扱事業者は、匿名加工情報を作成して自ら当該匿名加工情報を取り扱うに当たっては、当該匿名加工情報の作成に用いられた個人情報に係る本人を識別するために、当該匿名加工情報を他の情報と照合してはならない。

6　個人情報取扱事業者は、匿名加工情報を作成したときは、当該匿名加工情報の安全管理のために必要かつ適切な措置、当該匿名加工情報の作成その他の取扱いに関する苦情の処理その他の当該匿名加工情報の適正な取扱いを確保するために必要な措置を自ら講じ、かつ、当該措置の内容を公表するよう努めなければならない。

（匿名加工情報の提供）

第37条　匿名加工情報取扱事業者は、匿名加工情報（自ら個人情報を加工して作成したものを除く。以下この節において同じ。）を第三者に提供するときは、個人情報保護委員会規則で定めるところにより、あらかじめ、第三者に提供される匿名加工情報に含まれる個人に関する情報の項目及びその提供の方法について公表するとともに、当該第三者に対して、当該提供に係る情報が匿名加工情報である旨を明示しなければならない。

（識別行為の禁止）

第38条　匿名加工情報取扱事業者は、匿名加工情報を取り扱うに当たっては、当該匿名加工情報の作成に用いられた個人情報に係る本人を識別するために、当該個人情報から削除された記述等若しくは個人識別符号若しくは第36条第1項、行政機関の保有する個人情報の保護に関する法律（平成15年法律第58号）第44条の10第1項（同条第2項において準用する場合を含む。）若しくは独立行政法人等の保有する個人情報の保護に関する法律第44条の10第1項（同条第2項において準用する場合を含む。）の規定により行われた加工の方法に関する情報を取得し、又は当該匿名加工情報を他の情報と照合してはならない。

（安全管理措置等）

第39条　匿名加工情報取扱事業者は、匿名加工情報の安全管理のために必要かつ適切な措置、匿名加工情報の取扱いに関する苦情の処理その他の匿名加工情報の適正な取扱いを確保するために必要な措置を自ら講じ、かつ、当該措置の内容を公表するよう

努めなければならない。

第3節 監督

（報告及び立入検査）

第40条 個人情報保護委員会は、前二節及びこの節の規定の施行に必要な限度において、個人情報取扱事業者又は匿名加工情報取扱事業者（以下「個人情報取扱事業者等」という。）に対し、個人情報又は匿名加工情報（以下「個人情報等」という。）の取扱いに関し、必要な報告若しくは資料の提出を求め、又はその職員に、当該個人情報取扱事業者等の事務所その他必要な場所に立ち入らせ、個人情報等の取扱いに関し質問させ、若しくは帳簿書類その他の物件を検査させることができる。

2　前項の規定により立入検査をする職員は、その身分を示す証明書を携帯し、関係人の請求があったときは、これを提示しなければならない。

3　第1項の規定による立入検査の権限は、犯罪捜査のために認められたものと解釈してはならない。

（指導及び助言）

第41条 個人情報保護委員会は、前二節の規定の施行に必要な限度において、個人情報取扱事業者等に対し、個人情報等の取扱いに関し必要な指導及び助言をすることができる。

（勧告及び命令）

第42条 個人情報保護委員会は、個人情報取扱事業者が第16条から第18条まで、第20条から第22条まで、第23条（第4項を除く。）、第24条、第25条、第26条（第2項を除く。）、第27条、第28条（第1項を除く。）、第29条第2項若しくは第3項、第30条第2項、第4項若しくは第5項、第33条第2項若しくは第36条（第6項を除く。）の規定に違反した場合又は匿名加工情報取扱事業者が第37条若しくは第38条の規定に違反した場合において個人の権利利益を保護するため必要があると認めるときは、当該個人情報取扱事業者等に対し、当該違反行為の中止その他違反を是正するために必要な措置をとるべき旨を勧告することができる。

2　個人情報保護委員会は、前項の規定による勧告を受けた個人情報取扱事業者等が正当な理由がなくてその勧告に係る措置をとらなかった場合において個人の重大な権利利益の侵害が切迫していると認めるときは、当該個人情報取扱事業者等に対し、その勧告に係る措置をとるべきことを命ずることができる。

3　個人情報保護委員会は、前二項の規定にかかわらず、個人情報取扱事業者が第16条、第17条、第20条から第22条まで、第23条第1項、第24条若しくは第36条第1項、第2項若しくは第5項の規定に違反した場合又は匿名加工情報取扱事業者が第38条の規定に違反した場合において個人の重大な権利利益を害する事実があるため緊急に措置をとる必要があると認めるときは、当該個人情報取扱事業者等に対し、当該違反行為の中止その他違反を是正するために必要な措置をとるべきことを命ずることができる。

（個人情報保護委員会の権限の行使の制限）

第43条 個人情報保護委員会は、前三条の規定により個人情報取扱事業者等に対し報告若しくは資料の提出の要求、立入検査、

指導、助言、勧告又は命令を行うに当たっては、表現の自由、学問の自由、信教の自由及び政治活動の自由を妨げてはならない。

2　前項の規定の趣旨に照らし、個人情報保護委員会は、個人情報取扱事業者等が第76条第1項各号に掲げる者（それぞれ当該各号に定める目的で個人情報等を取り扱う場合に限る。）に対して個人情報等を提供する行為については、その権限を行使しないものとする。

（権限の委任）

第44条　個人情報保護委員会は、緊急かつ重点的に個人情報等の適正な取扱いの確保を図る必要があることその他の政令で定める事情があるため、個人情報取扱事業者等に対し、第42条の規定による勧告又は命令を効果的に行う上で必要があると認めるときは、政令で定めるところにより、第40条第1項の規定による権限を事業所管大臣に委任することができる。

2　事業所管大臣は、前項の規定により委任された権限を行使したときは、政令で定めるところにより、その結果について個人情報保護委員会に報告するものとする。

3　事業所管大臣は、政令で定めるところにより、第1項の規定により委任された権限及び前項の規定による権限について、その全部又は一部を内閣府設置法（平成11年法律第89号）第43条の地方支分部局その他の政令で定める部局又は機関の長に委任することができる。

4　内閣総理大臣は、第1項の規定により委任された権限及び第2項の規定による権限（金融庁の所掌に係るものに限り、政令で定めるものを除く。）を金融庁長官に委任する。

5　金融庁長官は、政令で定めるところにより、前項の規定により委任された権限について、その一部を証券取引等監視委員会に委任することができる。

6　金融庁長官は、政令で定めるところにより、第4項の規定により委任された権限（前項の規定により証券取引等監視委員会に委任されたものを除く。）の一部を財務局長又は財務支局長に委任することができる。

7　証券取引等監視委員会は、政令で定めるところにより、第5項の規定により委任された権限の一部を財務局長又は財務支局長に委任することができる。

8　前項の規定により財務局長又は財務支局長に委任された権限に係る事務に関しては、証券取引等監視委員会が財務局長又は財務支局長を指揮監督する。

9　第5項の場合において、証券取引等監視委員会が行う報告又は資料の提出の要求（第7項の規定により財務局長又は財務支局長が行う場合を含む。）についての審査請求は、証券取引等監視委員会に対してのみ行うことができる。

（事業所管大臣の請求）

第45条　事業所管大臣は、個人情報取扱事業者等に前二節の規定に違反する行為があると認めるときその他個人情報取扱事業者等による個人情報等の適正な取扱いを確保するために必要があると認めるときは、個人情報保護委員会に対し、この法律の規定に従い適当な措置をとるべきことを求めることができる。

（事業所管大臣）

第46条　この節の規定における事業所管大臣は、次のとおりとする。

一　個人情報取扱事業者等が行う個人情報等の取扱いのうち雇用管理に関するものについては、厚生労働大臣（船員の雇用管理に関するものについては、国土交通大臣）及び当該個人情報取扱事業者等が行う事業を所管する大臣又は国家公安委員会（次号において「大臣等」という。）

二　個人情報取扱事業者等が行う個人情報等の取扱いのうち前号に掲げるもの以外のものについては、当該個人情報取扱事業者等が行う事業を所管する大臣等

第4節　民間団体による個人情報の保護の推進

（認定）

第47条　個人情報取扱事業者等の個人情報等の適正な取扱いの確保を目的として次に掲げる業務を行おうとする法人（法人でない団体で代表者又は管理人の定めのあるものを含む。次条第3号ロにおいて同じ。）は、個人情報保護委員会の認定を受けることができる。

一　業務の対象となる個人情報取扱事業者等（以下「対象事業者」という。）の個人情報等の取扱いに関する第52条の規定による苦情の処理

二　個人情報等の適正な取扱いの確保に寄与する事項についての対象事業者に対する情報の提供

三　前二号に掲げるもののほか、対象事業者の個人情報等の適正な取扱いの確保に関し必要な業務

2　前項の認定を受けようとする者は、政令で定めるところにより、個人情報保護委員会に申請しなければならない。

3　個人情報保護委員会は、第1項の認定をしたときは、その旨を公示しなければならない。

（欠格条項）

第48条　次の各号のいずれかに該当する者は、前条第1項の認定を受けることができない。

一　この法律の規定により刑に処せられ、その執行を終わり、又は執行を受けることがなくなった日から2年を経過しない者

二　第58条第1項の規定により認定を取り消され、その取消しの日から2年を経過しない者

三　その業務を行う役員（法人でない団体で代表者又は管理人の定めのあるものの代表者又は管理人を含む。以下この条において同じ。）のうちに、次のいずれかに該当する者があるもの

イ　禁錮以上の刑に処せられ、又はこの法律の規定により刑に処せられ、その執行を終わり、又は執行を受けることがなくなった日から2年を経過しない者

ロ　第58条第1項の規定により認定を取り消された法人において、その取消しの日前30日以内にその役員であった者でその取消しの日から2年を経過しない者

（認定の基準）

第49条　個人情報保護委員会は、第47条第1項の認定の申請が次の各号のいずれにも適合していると認めるときでなければ、その認定をしてはならない。

一　第47条第1項各号に掲げる業務を適正かつ確実に行うに必要な業務の実施の方法が定められているものであること。

二　第47条第1項各号に掲げる業務を適正かつ確実に行うに足りる知識及び能力並びに経理的基礎を有するものであること。

三　第47条第1項各号に掲げる業務以外の業務を行っている場合には、その業務を行うことによって同項各号に掲げる業務が不公正になるおそれがないものであること。

（廃止の届出）

第50条　第47条第1項の認定を受けた者（以下「認定個人情報保護団体」という。）は、その認定に係る業務（以下「認定業務」という。）を廃止しようとするときは、政令で定めるところにより、あらかじめ、その旨を個人情報保護委員会に届け出なければならない。

2　個人情報保護委員会は、前項の規定による届出があったときは、その旨を公示しなければならない。

（対象事業者）

第51条　認定個人情報保護団体は、当該認定個人情報保護団体の構成員である個人情報取扱事業者等又は認定業務の対象となることについて同意を得た個人情報取扱事業者等を対象事業者としなければならない。

2　認定個人情報保護団体は、対象事業者の氏名又は名称を公表しなければならない。

（苦情の処理）

第52条　認定個人情報保護団体は、本人その他の関係者から対象事業者の個人情報等の取扱いに関する苦情について解決の申出があったときは、その相談に応じ、申出人に必要な助言をし、その苦情に係る事情を調査するとともに、当該対象事業者に対し、その苦情の内容を通知してその迅速な解決を求めなければならない。

2　認定個人情報保護団体は、前項の申出に係る苦情の解決について必要があると認めるときは、当該対象事業者に対し、文書若しくは口頭による説明を求め、又は資料の提出を求めることができる。

3　対象事業者は、認定個人情報保護団体から前項の規定による求めがあったときは、正当な理由がないのに、これを拒んではならない。

（個人情報保護指針）

第53条　認定個人情報保護団体は、対象事業者の個人情報等の適正な取扱いの確保のために、個人情報に係る利用目的の特定、安全管理のための措置、開示等の請求等に応じる手続その他の事項又は匿名加工情報に係る作成の方法、その情報の安全管理のための措置その他の事項に関し、消費者の意見を代表する者その他の関係者の意見を聴いて、この法律の規定の趣旨に沿った指針（以下「個人情報保護指針」という。）を作成するよう努めなければならない。

2　認定個人情報保護団体は、前項の規定により個人情報保護指針を作成したときは、個人情報保護委員会規則で定めるところにより、遅滞なく、当該個人情報保護指針を個人情報保護委員会に届け出なければならない。これを変更したときも、同様とする。

3　個人情報保護委員会は、前項の規定による個人情報保護指針の届出があったときは、個人情報保護委員会規則で定めるところに

より、当該個人情報保護指針を公表しなければならない。

4　認定個人情報保護団体は、前項の規定により個人情報保護指針が公表されたときは、対象事業者に対し、当該個人情報保護指針を遵守させるため必要な指導、勧告その他の措置をとらなければならない。

（目的外利用の禁止）

第 54 条　認定個人情報保護団体は、認定業務の実施に際して知り得た情報を認定業務の用に供する目的以外に利用してはならない。

（名称の使用制限）

第 55 条　認定個人情報保護団体でない者は、認定個人情報保護団体という名称又はこれに紛らわしい名称を用いてはならない。

（報告の徴収）

第 56 条　個人情報保護委員会は、この節の規定の施行に必要な限度において、認定個人情報保護団体に対し、認定業務に関し報告をさせることができる。

（命令）

第 57 条　個人情報保護委員会は、この節の規定の施行に必要な限度において、認定個人情報保護団体に対し、認定業務の実施の方法の改善、個人情報保護指針の変更その他の必要な措置をとるべき旨を命ずることができる。

（認定の取消し）

第 58 条　個人情報保護委員会は、認定個人情報保護団体が次の各号のいずれかに該当するときは、その認定を取り消すことができる。

一　第 48 条第 1 号又は第 3 号に該当するに至ったとき。

二　第 49 条各号のいずれかに適合しなくなったとき。

三　第 54 条の規定に違反したとき。

四　前条の命令に従わないとき。

五　不正の手段により第 47 条第 1 項の認定を受けたとき。

2　個人情報保護委員会は、前項の規定により認定を取り消したときは、その旨を公示しなければならない。

第 5 章　個人情報保護委員会

（設置）

第 59 条　内閣府設置法第 49 条第 3 項の規定に基づいて、個人情報保護委員会（以下「委員会」という。）を置く。

2　委員会は、内閣総理大臣の所轄に属する。

（任務）

第 60 条　委員会は、個人情報の適正かつ効果的な活用が新たな産業の創出並びに活力ある経済社会及び豊かな国民生活の実現に資するものであることその他の個人情報の有用性に配慮しつつ、個人の権利利益を保護するため、個人情報の適正な取扱いの確保を図ること（個人番号利用事務等実施者（行政手続における特定の個人を識別するための番号の利用等に関する法律（平成 25 年法律第 27 号。以下「番号利用法」という。）第 12 条に規定する個人番号利用事務等実施者をいう。）に対する指導及び助言その他の措置を講ずることを含む。）を任務とする。

（所掌事務）

第 61 条　委員会は、前条の任務を達成するため、次に掲げる事務をつかさどる。

一　基本方針の策定及び推進に関すること。

二　個人情報取扱事業者における個人情報の取扱い並びに個人情報取扱事業者及び匿名加工情報取扱事業者における匿名加工情報の取扱いに関する監督、行政機関の保有する個人情報の保護に関する法律第2条第1項に規定する行政機関における同条第9項に規定する行政機関非識別加工情報（同条第10項に規定する行政機関非識別加工情報ファイルを構成するものに限る。）の取扱いに関する監視、独立行政法人等における独立行政法人等の保有する個人情報の保護に関する法律第2条第9項に規定する独立行政法人等非識別加工情報（同条第10項に規定する独立行政法人等非識別加工情報ファイルを構成するものに限る。）の取扱いに関する監督並びに個人情報及び匿名加工情報の取扱いに関する苦情の申出についての必要なあっせん及びその処理を行う事業者への協力に関すること（第4号に掲げるものを除く。）。

三　認定個人情報保護団体に関すること。

四　特定個人情報（番号利用法第2条第8項に規定する特定個人情報をいう。第63条第4項において同じ。）の取扱いに関する監視又は監督並びに苦情の申出についての必要なあっせん及びその処理を行う事業者への協力に関すること。

五　特定個人情報保護評価（番号利用法第27条第1項に規定する特定個人情報保護評価をいう。）に関すること。

六　個人情報の保護及び適正かつ効果的な活用についての広報及び啓発に関すること。

七　前各号に掲げる事務を行うために必要な調査及び研究に関すること。

八　所掌事務に係る国際協力に関すること。

九　前各号に掲げるもののほか、法律（法律に基づく命令を含む。）に基づき委員会に属させられた事務

（職権行使の独立性）

第62条　委員会の委員長及び委員は、独立してその職権を行う。

（組織等）

第63条　委員会は、委員長及び委員8人をもって組織する。

2　委員のうち4人は、非常勤とする。

3　委員長及び委員は、人格が高潔で識見の高い者のうちから、両議院の同意を得て、内閣総理大臣が任命する。

4　委員長及び委員には、個人情報の保護及び適正かつ効果的な活用に関する学識経験のある者、消費者の保護に関して十分な知識と経験を有する者、情報処理技術に関する学識経験のある者、特定個人情報が利用される行政分野に関する学識経験のある者、民間企業の実務に関して十分な知識と経験を有する者並びに連合組織（地方自治法（昭和22年法律第67号）第263条の3第1項の連合組織で同項の規定による届出をしたものをいう。）の推薦する者が含まれるものとする。

（任期等）

第64条　委員長及び委員の任期は、5年とする。ただし、補欠の委員長又は委員の任期は、前任者の残任期間とする。

2　委員長及び委員は、再任されることができる。

3　委員長及び委員の任期が満了したときは、

当該委員長及び委員は、後任者が任命されるまで引き続きその職務を行うものとする。

4　委員長又は委員の任期が満了し、又は欠員を生じた場合において、国会の閉会又は衆議院の解散のために両議院の同意を得ることができないときは、内閣総理大臣は、前条第3項の規定にかかわらず、同項に定める資格を有する者のうちから、委員長又は委員を任命することができる。

5　前項の場合においては、任命後最初の国会において両議院の事後の承認を得なければならない。この場合において、両議院の事後の承認が得られないときは、内閣総理大臣は、直ちに、その委員長又は委員を罷免しなければならない。

（身分保障）

第65条　委員長及び委員は、次の各号のいずれかに該当する場合を除いては、在任中、その意に反して罷免されることがない。

一　破産手続開始の決定を受けたとき。

二　この法律又は番号利用法の規定に違反して刑に処せられたとき。

三　禁錮以上の刑に処せられたとき。

四　委員会により、心身の故障のため職務を執行することができないと認められたとき、又は職務上の義務違反その他委員長若しくは委員たるに適しない非行があると認められたとき。

（罷免）

第66条　内閣総理大臣は、委員長又は委員が前条各号のいずれかに該当するときは、その委員長又は委員を罷免しなければならない。

（委員長）

第67条　委員長は、委員会の会務を総理し、委員会を代表する。

2　委員会は、あらかじめ常勤の委員のうちから、委員長に事故がある場合に委員長を代理する者を定めておかなければならない。

（会議）

第68条　委員会の会議は、委員長が招集する。

2　委員会は、委員長及び4人以上の委員の出席がなければ、会議を開き、議決をすることができない。

3　委員会の議事は、出席者の過半数でこれを決し、可否同数のときは、委員長の決するところによる。

4　第65条第4号の規定による認定をするには、前項の規定にかかわらず、本人を除く全員の一致がなければならない。

5　委員長に事故がある場合の第2項の規定の適用については、前条第2項に規定する委員長を代理する者は、委員長とみなす。

（専門委員）

第69条　委員会に、専門の事項を調査させるため、専門委員を置くことができる。

2　専門委員は、委員会の申出に基づいて内閣総理大臣が任命する。

3　専門委員は、当該専門の事項に関する調査が終了したときは、解任されるものとする。

4　専門委員は、非常勤とする。

（事務局）

第70条　委員会の事務を処理させるため、委員会に事務局を置く。

2　事務局に、事務局長その他の職員を置く。

3　事務局長は、委員長の命を受けて、局務を掌理する。

（政治運動等の禁止）

第71条　委員長及び委員は、在任中、政党その他の政治団体の役員となり、又は積極的に政治運動をしてはならない。

2　委員長及び常勤の委員は、在任中、内閣総理大臣の許可のある場合を除くほか、報酬を得て他の職務に従事し、又は営利事業を営み、その他金銭上の利益を目的とする業務を行ってはならない。

（秘密保持義務）

第72条　委員長、委員、専門委員及び事務局の職員は、職務上知ることのできた秘密を漏らし、又は盗用してはならない。その職務を退いた後も、同様とする。

（給与）

第73条　委員長及び委員の給与は、別に法律で定める。

（規則の制定）

第74条　委員会は、その所掌事務について、法律若しくは政令を実施するため、又は法律若しくは政令の特別の委任に基づいて、個人情報保護委員会規則を制定することができる。

第6章　雑則

（適用範囲）

第75条　第15条、第16条、第18条（第2項を除く。）、第19条から第25条まで、第27条から第36条まで、第41条、第42条第1項、第43条及び次条の規定は、国内にある者に対する物品又は役務の提供に関連してその者を本人とする個人情報を取得した個人情報取扱事業者が、外国において当該個人情報又は当該個人情報を用いて作成した匿名加工情報を取り扱う場合につい

ても、適用する。

（適用除外）

第76条　個人情報取扱事業者等のうち次の各号に掲げる者については、その個人情報等を取り扱う目的の全部又は一部がそれぞれ当該各号に規定する目的であるときは、第4章の規定は、適用しない。

一　放送機関、新聞社、通信社その他の報道機関（報道を業として行う個人を含む。）報道の用に供する目的

二　著述を業として行う者　著述の用に供する目的

三　大学その他の学術研究を目的とする機関若しくは団体又はそれらに属する者学術研究の用に供する目的

四　宗教団体　宗教活動（これに付随する活動を含む。）の用に供する目的

五　政治団体　政治活動（これに付随する活動を含む。）の用に供する目的

2　前項第1号に規定する「報道」とは、不特定かつ多数の者に対して客観的事実を事実として知らせること（これに基づいて意見又は見解を述べることを含む。）をいう。

3　第1項各号に掲げる個人情報取扱事業者等は、個人データ又は匿名加工情報の安全管理のために必要かつ適切な措置、個人情報等の取扱いに関する苦情の処理その他の個人情報等の適正な取扱いを確保するために必要な措置を自ら講じ、かつ、当該措置の内容を公表するよう努めなければならない。

（地方公共団体が処理する事務）

第77条　この法律に規定する委員会の権限及び第44条第1項又は第4項の規定により事業所管大臣又は金融庁長官に委任され

た権限に属する事務は、政令で定めるところにより、地方公共団体の長その他の執行機関が行うこととすることができる。

（外国執行当局への情報提供）

第78条　委員会は、この法律に相当する外国の法令を執行する外国の当局（以下この条において「外国執行当局」という。）に対し、その職務（この法律に規定する委員会の職務に相当するものに限る。次項において同じ。）の遂行に資すると認める情報の提供を行うことができる。

2　前項の規定による情報の提供については、当該情報が当該外国執行当局の職務の遂行以外に使用されず、かつ、次項の規定による同意がなければ外国の刑事事件の捜査（その対象たる犯罪事実が特定された後のものに限る。）又は審判（同項において「捜査等」という。）に使用されないよう適切な措置がとられなければならない。

3　委員会は、外国執行当局からの要請があったときは、次の各号のいずれかに該当する場合を除き、第1項の規定により提供した情報を当該要請に係る外国の刑事事件の捜査等に使用することについて同意をすることができる。

一　当該要請に係る刑事事件の捜査等の対象とされている犯罪が政治犯罪であるとき、又は当該要請が政治犯罪について捜査等を行う目的で行われたものと認められるとき。

二　当該要請に係る刑事事件の捜査等の対象とされている犯罪に係る行為が日本国内において行われたとした場合において、その行為が日本国の法令によれば罪に当たるものでないとき。

三　日本国が行う同種の要請に応ずる旨の要請国の保証がないとき。

4　委員会は、前項の同意をする場合においては、あらかじめ、同項第1号及び第2号に該当しないことについて法務大臣の確認を、同項第3号に該当しないことについて外務大臣の確認を、それぞれ受けなければならない。

（国会に対する報告）

第79条　委員会は、毎年、内閣総理大臣を経由して国会に対し所掌事務の処理状況を報告するとともに、その概要を公表しなければならない。

（連絡及び協力）

第80条　内閣総理大臣及びこの法律の施行に関係する行政機関（法律の規定に基づき内閣に置かれる機関（内閣府を除く。）及び内閣の所轄の下に置かれる機関、内閣府、宮内庁、内閣府設置法第49条第1項及び第2項に規定する機関並びに国家行政組織法（昭和23年法律第120号）第3条第2項に規定する機関をいう。）の長は、相互に緊密に連絡し、及び協力しなければならない。

（政令への委任）

第81条　この法律に定めるもののほか、この法律の実施のため必要な事項は、政令で定める。

第7章　罰則

第82条　第72条の規定に違反して秘密を漏らし、又は盗用した者は、2年以下の懲役又は100万円以下の罰金に処する。

第83条　個人情報取扱事業者（その者が法

人（法人でない団体で代表者又は管理人の定めのあるものを含む。第87条第1項において同じ。）である場合にあっては、その役員、代表者又は管理人）若しくはその従業者又はこれらであった者が、その業務に関して取り扱った個人情報データベース等（その全部又は一部を複製し、又は加工したものを含む。）を自己若しくは第三者の不正な利益を図る目的で提供し、又は盗用したときは、1年以下の懲役又は50万円以下の罰金に処する。

第84条　第42条第2項又は第3項の規定による命令に違反した者は、6月以下の懲役又は30万円以下の罰金に処する。

第85条　次の各号のいずれかに該当する者は、30万円以下の罰金に処する。

一　第40条第1項の規定による報告若しくは資料の提出をせず、若しくは虚偽の報告をし、若しくは虚偽の資料を提出し、又は当該職員の質問に対して答弁をせず、若しくは虚偽の答弁をし、若しくは検査を拒み、妨げ、若しくは忌避した者

二　第56条の規定による報告をせず、又は虚偽の報告をした者

第86条　第82条及び第83条の規定は、日本国外においてこれらの条の罪を犯した者にも適用する。

第87条　法人の代表者又は法人若しくは人の代理人、使用人その他の従業者が、その法人又は人の業務に関して、第83条から第85条までの違反行為をしたときは、行為者を罰するほか、その法人又は人に対しても、各本条の罰金刑を科する。

2　法人でない団体について前項の規定の適用がある場合には、その代表者又は管理人が、その訴訟行為につき法人でない団体を代表するほか、法人を被告人又は被疑者とする場合の刑事訴訟に関する法律の規定を準用する。

第88条　次の各号のいずれかに該当する者は、10万円以下の過料に処する。

一　第26条第2項又は第55条の規定に違反した者

二　第50条第1項の規定による届出をせず、又は虚偽の届出をした者

索 引

監修者プロフィール

外岡　潤（そとおか・じゅん）

弁護士、ホームヘルパー 2 級
介護・福祉系法律事務所おかげさま代表

【略歴】
2009 年　介護・福祉系法律事務所おかげさまを開業。
介護現場でのトラブル解決を専門に請け負う介護弁護士として活躍。全国各地で講演も行う。
2012 年　介護トラブル解決専門機関てるかいご（一般社団法人介護トラブル調整センター）を設立、代表理事に。

【著書】
『介護トラブル対処法　介護弁護士外岡流 3 つの掟』（メディカ出版，2014 年）
『介護トラブル相談必携』（民事法研究会，2015 年）ほか多数。

「知らなかった」はもう許されない
個人情報保護法○と×
—法改正で居宅介護支援事業所や
訪問看護ステーションも規制対象に！

2017 年 10 月 5 日発行　第 1 版第 1 刷

監　修　外岡 潤（そとおかじゅん）
発行者　長谷川 素美
発行所　株式会社メディカ出版
　　　　〒532-8588
　　　　大阪市淀川区宮原 3 - 4 - 30
　　　　ニッセイ新大阪ビル 16F
　　　　http://www.medica.co.jp/
編集担当　中島亜衣／髙野有子／粟本安津子
装　幀　臼井弘志
本文イラスト　榛澤典子
印刷・製本　株式会社シナノ パブリッシング プレス

Ⓒ Jun SOTOOKA, 2017

本書の複製権・翻訳権・翻案権・上映権・譲渡権・公衆送信権（送信可能化権を含む）は、（株）メディカ出版が保有します。

ISBN978-4-8404-6209-9　　　Printed and bound in Japan

当社出版物に関する各種お問い合わせ先（受付時間：平日 9：00〜17：00）
●編集内容については、編集局 06-6398-5048
●ご注文・不良品（乱丁・落丁）については、お客様センター 0120-276-591
●付属の CD-ROM、DVD、ダウンロードの動作不具合などについては、
　　　　　　　　　　　　　　　　デジタル助っ人サービス 0120-276-592